Martin Scheller

Sozial • Management • Beratung

Band 1

Personalmanagement - Personalmarketing - Employer Branding

Entwicklung und Abgrenzung

GRIN - Verlag für akademische Texte

Der GRIN Verlag mit Sitz in München hat sich seit der Gründung im Jahr 1998 auf die Veröffentlichung akademischer Texte spezialisiert.

Die Verlagswebseite www.grin.com ist für Studenten, Hochschullehrer und andere Akademiker die ideale Plattform, ihre Fachtexte, Studienarbeiten, Abschlussarbeiten oder Dissertationen einem breiten Publikum zu präsentieren.

Martin Scheller

Sozial • Management • Beratung

Band 1

Personalmanagement - Personalmarketing - Employer Branding

Entwicklung und Abgrenzung

GRIN Verlag

Bibliografische Information der Deutschen Nationalbibliothek: Die Deutsche Bibliothek
verzeichnet diese Publikation in der Deutschen Nationalbibliografie; detaillierte bibliografische Daten sind im Internet über http://dnb.d-nb.de/ abrufbar.

1. Auflage 2011
Copyright © 2011 GRIN Verlag
http://www.grin.com/
Druck und Bindung: Books on Demand GmbH, Norderstedt Germany
ISBN 978-3-640-92465-3

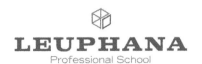

LEUPHANA
Professional School

Martin Scheller (Matrikelnummer: 300 9871)
Personalmanagement - Personalmarketing - Employer Branding
- Entwicklung und Abgrenzung -

Abgabedatum: 18.02.2011
Modul/Lerneinheit: F4 Personalmanagement

Abstract

Fachkräftemangel ist ein vieldiskutiertes Phänomen, welches unterschiedliche Wirtschaftszweige, u.a. auch den Bereich der Sozialwirtschaft, betrifft. Im Sektor der Sozialwirtschaft wird diese Thematik seit einiger Zeit unterschiedlich diskutiert. In den letzten dreißig Jahren hat dieser Bereich einen vielschichtigen Wandel durchlebt, der auch die Bedingungen, unter denen dieser Wirtschaftszweig funktioniert, sehr verändert hat. Zur Entwicklung von Strategien zur Behebung oder Milderung des Fachkräftemangels in der Sozialwirtschaft scheint es auch für diesen Wirtschaftszweig erforderlich zu sein, sich mit den verschiedenen Formen personalwirtschaftlicher Instrumente auseinander zu setzen. In dieser Arbeit werden die grundsätzlichen Aspekte der Personalwirtschaft (Personalmanagement, Personalmarketing, Employer Branding), ihr Entwicklung und Abgrenzung untereinander dargestellt. In einem Theorie-Praxis-Transfer werden erste praxisorientierte Überlegungen für den Bereich der Sozialwirtschaft unter Berücksichtigung ihrer besonderen Bedingungen dargelegt.

Aus Gründen leichterer Lesbarkeit wird auf eine geschlechtsspezifische Differenzierung verzichtet. Entsprechende Begriffe gelten im Sinne der Gleichbehandlung für beide Geschlechter.
Dieser Arbeit ist eine CD-ROM beigefügt, die den Inhalt dieser Arbeit als Word-Dokument sowie als PDF-Dokument enthält.

Inhaltsverzeichnis

1 Einleitung: Personalarbeit in der Sozialwirtschaft

Der Demographische Wandel und die damit verbundenen Schwierigkeiten eine ausreichende Anzahl qualifizierter und passender Fach- und Führungskräfte[1] zu bekommen, stellt auch Unternehmen der Sozialwirtschaft (SWO[2]) zunehmend vor eine große Herausforderung und wird als ein Problem für deren Wettbewerbsfähigkeit wahrgenommen. Im Dritten Sektor kommt die Reduzierung der zur Verfügung stehenden finanziellen Ressourcen, der Sparzwang öffentlicher Kommunen, die Veränderung der Tariflandschaft von BAT zu TVöD erschwerend hinzu. Die Arbeitsverdichtung und -komplexität steigen stark. Parallel dazu werden Belegschaften aufgrund des demographischen Wandels zunehmend älter (vgl. Stettes 2010: 50; Zölch 2009: 11f)[3].

Eine Online-Recherche am 06.09.2010 über die Universitäts- und Stadtbibliothek Köln in allen zur Verfügung stehenden Online-Katalogen, inklusive internationaler Kataloge, ergab bei der Suche zu den Begriffen "Personalmanagement & Sozialwirtschaft" nur eine sehr geringe Trefferquote. Für die Recherche zu den Begriffen "Employer Branding & Sozialwirtschaft" wurden genau "null" Treffer erzielt. Die Literatur zu Personalmanagement, Personalmarketing und Employer Branding ist umfanglich, eine ausgereifte Theorienbildung fehlt allerdings bis heute (vgl. Petkovic 2007: 8; Grbavac 2009: 61). Bei dem Versuch, den Stand der wissenschaftlichen Literatur zur Personalwirtschaft in Nonprofit-Organisationen zu erheben, stellt Mroß (2009: 171) fest, dass sich selbst angesicht der Größe und Bedeutung dieses Dienstleistungssektors nur eine vergleichsweise geringe Anzahl an Literatur feststellen lässt, die sich explizit mit diesem Sektor befasst[4].

---

[1] Fachkraft: Mitarbeiter mit einem erworbenen Schulabschluss und/oder abgeschlossenen Berufsausbildung, einem Abschluss als Meister, Techniker oder Fachwirt oder mit einem (Fach-)Hochschulabschuss. Führungskraft: Unternehmensangehörige, die Führungsverantwortung übernehmen und/oder Einfluss auf die Unternehmenspolitik nehmen dürfen (vgl. Buckesfeld 2010: 8).
Für die Jugendhilfe ergibt sich das Fachkräftegebot aus dem § 72 SGB VIII. Die Bundesarbeitsgemeinschaft der Landesjugendämter (BAG LJÄ) hat mit ihrer Handreichung "Das Fachkräftegebot des Kinder- und Jugendhilfegesetzes" von 02.2005 dazu näheres verbindlich geregelt (vgl. BAG LJÄ 2005).

[2] Darunter sollen in dieser Arbeit alle Unternehmen der Sozialwirtschaft, des Dritten Sektors sowie die Nonprofit-Organisationen verstanden werden (vgl. Wendt 2008: 953ff; http://de.wikipedia.org/wiki/Sozialwirtschaft; 15.02.2011, 17:35 Uhr).

[3] Die Thematik Fach- und Führungskräftemangel sowie älterer Belegschaften war auf der Jahrestagung der Deutschen Hauptstelle gegen Suchtgefahren (DHS) vom 14.-16.11.2010 ein besonderes Thema, welches während dieser Veranstaltung insb. für das Arbeitsfeld der Suchtkrankenbehandlung diskutiert wurde.

[4] Überblick über den Stand der betriebswirtschaftlich-personalwirtschaftlicher Literatur (Stand: 2008/2009) (Mroß 2009: 171ff).

1.1 Gegenstand dieser Arbeit

Personalmanagement[5] umfasst alle personellen Gestaltungs- und Verwaltungsaufgaben zur Erreichung der Unternehmensziele. Dieser Gestaltungsprozess wird als arbeitsteiliger und integrativer Prozess begriffen, der die Personalabteilung als funktionale Organisationseinheit (Erfüllung der Aufgaben der Organisationseinheit Personalabteilung) und die Linienführungskräfte (Mitarbeiterführung innerhalb der Organisation) gleichermaßen betrifft. Ziel der Personalwirtschaft ist, die Versorgung des Unternehmens mit qualifizierten, passenden Mitarbeitern sicherzustellen. Zur Leistungserbringung hat die Organisationseinheit Personalabteilung im Laufe der Zeit Instrumente[6] entwickelt, auf die in dieser Arbeit nicht näher eingegangen werden soll (vgl. Wöhe 2008: 133; Scholz 2000: 11; Schmidt 2009: 25ff).

Die von den Personalverantwortlichen in Unternehmen der freien Wirtschaft wie auch der Sozialwirtschaft eingesetzten Instrumente stammen sowohl aus den frühen Entwicklungsphasen des Personalwesens (Personalverwaltung), wie auch aus der Phase des Human Resource Management (HRM). Der gesamte Kanon der Instrumente hat zur Erfüllung personalwirtschaftlicher Aufgaben heute noch seine Berechtigung, da die Bewältigung der Komplexität der Aufgaben des Personalwesens ausdifferenzierter Werkzeuge bedarf. Personalmanagement nimmt an dieser Stelle zwischen Ressourcenbeschaffung, -erhaltung und -verbesserung und den Unternehmenszielen eine strategische Position ein - zwischen strategischer Leitung und operativer Personalführung (vgl. AWV 2004: 21f).

1.2 Demographischer Wandel

Die Schrumpfung und (Über-) Alterung der Bevölkerung, inbesondere der Bevölkerung im erwerbsfähigen Alter (Erwerbspersonen[7]), führen zu einem Rückgang des Arbeitskräfteangebotes. Seit 1965 sind sinkende Geburtenraten bei gleichzeitig steigender Lebenserwartung der nach dem Krieg geborenen Generation ("Babyboomer") zu beobachten. Dies führt dazu, dass den Unternehmen weniger potentielle und in Folge wohl auch weniger qualifizierte, engagierte und passende Mitarbeiter als Fach- und Führungskräfte zur Verfügung stehen (werden).

---

[5] Die Begriffe Personalmanagement, Personalwirtschaft, Personalwesen, Personalarbeit werde in dieser Arbeit überwiegend synonym verwendet.

[6] Für diese Arbeit soll gelten, dass der Begriff Personalmanagement als übergeordneter Begriff verstanden werden soll, unter den sich alle weiteren Begriffe (Personalwirtschaft, Personalwesen, Personalförderung, Personalcontrolling, Personalpolitik, Personalplanung, Personalbeschaffung, Personaleinsatz, Personalführung, Personalentlohnung, Personalentwicklung, Personalfreistellung etc.) einordnen (vgl. Schmidt 2009: 25).

[7] Gruppe der Erwerbstätigen und die registrierten arbeitsfähigen Arbeitslosen (vgl. Weichert 2007: 17)

Es ist davon auszugehen, dass die Zahl der Schüler und damit auch die Zahl der künftigen Fachhoch- und Hochschulabsolventen abnehmen wird. Für 2050 wird erwartet, dass weite Teile der Bevölkerung ihr 50. Lebensjahr überschritten haben werden und das Potential an jungen Erwerbstätigen abgenommen haben wird. Das Phänomen der alternden Gesellschaft stellt in anderen europäischen Staaten ebenfalls ein Problem dar. Während im Jahre 2015 erstmals in der Geschichte mehr als 50% der Einwohner Europas älter als 40 Jahre sein werden, wird diese Quote in Deutschland 60% betragen. In Deutschland wird sich der Anteil der Erwerbstätigen an der Gesamtbevölkerung, die 55 Jahre und älter sind, von derzeit rund 12% bis zum Jahre 2035 auf fast 25% erhöhen. Aufgrund der Prognosen wird es für eine erfolgreiche Personalpolitik zukünftig von Bedeutung sein, nicht nur die Leistungspotentiale der älteren Mitarbeiter zu nutzen und zu erhalten, sondern auch eine ausreichende Anzahl junger, passender und gut qualifizierter Fach- und Führungskräfte anzuziehen und zu binden. Die Gruppe der älteren Arbeitnehmer[8] ist deutlich im Wachstum begriffen und für die Personalwirtschaft von zunehmendem Interesse. Gesundheitsvor- und fürsorge, Laufbahnplanung in Verbindung mit lebenslangem Lernen, flexible Arbeitszeitgestaltung und erwerbslebenslange Beschäftigung als gemeinsames Ziel von Mitarbeitern und Unternehmensführung sind Themen von zunehmender Bedeutung (vgl. Stettes 2010: 4, 60; IfM 2008: 19f; Kruse 2009: 7; Zölch 2009: 11f; Weichert 2007: 8ff, 13ff, 30ff; Mrozek 2009: 17ff).

1.3 Wandel der Bedingungen der Sozialen Arbeit

Bereits 1992 wurde im Bereich der Sozialwirtschaft, der damals noch "Soziale Arbeit" hieß, über geringer werdende öffentliche Mittel, schwierigere finanzielle Lage, steigende Kosten, Personalabbau und den Mangel an qualifizierten Mitarbeitern in Unternehmen der Sozialwirtschaft (Fachkräftemangel) diskutiert. Innere Kündigung, Motivationsdefizite und mangelnde Qualifikation von Führungskräften waren bereits zu dieser Zeit ein Thema (vgl. Decker 1992: 15f, 238f, 311ff, 320ff, 327, 372; Wagner/Zander/Hauke 1992: 21; Wöhrle 2008: 13). Die Selbst- und Fremddefinition sozialer Einrichtungen zwischen Sozialeinrichtung und Unternehmen, marktwirtschaftlich-betriebswirtschaftlichen Mechanismen und kostenloser, selbstloser Hilfe und Sozialarbeit, aber auch die zeitgemäßen Mitarbeiteransprüche im Spannungsfeld einer Finanzierbarkeit wurden zu dieser Zeit bereits diskutiert. Aufgrund der neuen Anforderungen an Führungskräfte im Bezug auf einen zeitgemäßen, mitarbeiterorientierteren Führungsstil als Folge veränderter Anforderungen, die extern (durch eine sich schneller wandelnde Unternehmensumwelt) und intern (durch veränderte Ansprüche der Mitarbeiter) an das Unternehmen herangetragen wurden, kam es zur zweiten Welle der Professionalisierung der Sozialen Arbeit mit der Entwicklung von Ausbildungs- und Studiengängen des Sozialmanagement und den Anfängen des Managementgedankens in der Sozialen Arbeit (vgl. Decker 1992: 313).

---

[8] Der Begriff "ältere Arbeitnehmer" ist nicht eindeutig definiert, beginnt aber etwa zwischen dem 45. und dem 55. Lebensjahr (vgl. Weichert 2007: 17).

Heute unterliegen die Bedingungen, nach denen soziale Dienstleistung stattfindet, einem ständigen Wandel und sind zum Teil sehr verschieden von denen der Privatwirtschaft. Die Sozialwirtschaft sieht sich mit Megatrends und einem massiven Wandel der gesellschaftlichen Rahmenbedingungen[9] konfrontiert. Diese Veränderungen erfordern von Unternehmen der Sozialwirtschaft eine mitunter sehr schnelle Anpassungsbereitschaft und -fähigkeit an sich verändernde Rahmenbedingungen. Von den Mitarbeitern wird ein entsprechendes Anforderungsprofil, eine Weiterqualifizierungs- und ebensolche Anpassungsbereitschaft erwartet. Der Umbau der Sozialwirtschaft zu verstärkter Markt- und Wettbewerbsorientierung, zu verstärktem betriebswirtschaftlichen Denken erfordert mitunter komplett neue Denkweisen und Haltungen der handelnden Führungskräfte, auf die sie bisher noch nicht ausreichend vorbereitet sind oder wurden. Hier verweist Maelicke auf vorhanden Weiterbildungsbedarf im Bereich des Personalmanagements sozialwirtschaftlich orientierter Organisationen (vgl. Maelicke 2009: 754; AWV 2000: 3).

Die Qualität sozialer Dienstleistungen ist abhängig von der hohen Leistungsbereitschaft und den intrinsischen Motiven der Mitarbeiter zu helfen und eine "Dienstleistung" am Kunden zu erbringen. Der Erfolg und die Wettbewerbsfähigkeit eines Unternehmens der Sozialwirtschaft ist neben der Anpassungs- und Innovationsfähigkeit in besonderem Maße von der Qualität und Kundenorientierung der erbrachten sozialen Dienstleistungen abhängig. Mit diesem besonders kundenorientierten Verständnis begegnen Mitarbeiter in sozialen Einrichtungen dann auch dem Personalmanagement und den Führungskonzepten und stellen ebenso hohe Anforderungen an diese, nun aber aus der Sicht eines internen Kunden. Die Besonderheit der Mitarbeiter in der Sozialen Arbeit (Altruismus und hohe intrinsische Motivation) steht häufig im Widerspruch zur betriebswirtschaftlichen Notwendigkeiten nach Steigerung von Effektivität und Effizienz (vgl. Maelicke 2009: 754).

---

[9] z.B. Neue Armut, Dauer- und Massenarbeitslosigkeit, Prekariat; neue Medien, Zertifizierungsauflagen für Unternehmen der Sozialwirtschaft[9], Reduzierung von Sozialleistungen und Hilfeleistungen, Arbeitsverdichtung/Arbeitskomplexität, BAT nach TVöD - geringere Wechselbereitschaft aufgrund von finanziellen Einbußen und Verlusten, Erhöhung der Anforderungen an Einrichtungen der Jugendhilfe, z.B. § 8a SGB VIII, Globalisierung und Rekrutierung ausländischer Arbeitskräfte in Arbeitsfeldern der Altenpflege und Pflege im Krankenhaus; Persönliches Budget

1.4 Fachkräftemangel

Qualifizierte Fach- und Führungskräfte werden von Stotz/Wedel (2009: 7) verstanden als aktuelle und potentielle Mitarbeiter, "die aufgrund ihrer hohen fachlichen Qualifikatikon und sozialen Kompetenz überdurchschnittliche und außergewöhnliche Leistungsergebnisse erbringen. Oft werden qualifizierte Fach- und Führungskräfte auch High Potentials genannt (...)."

Der Kölner Stadt-Anzeiger veröffentlichte am 07.12.2010 die neusten Zahlen des Statistischen Bundesamtes in Wiesbaden zum Thema "Fachkräftemangel in der Altenhilfe/-pflege". Demnach werden im Jahr 2025 bis zu 125.000 Fachkräfte in diesen Bereich fehlen. Eine vom Landschaftsverband Rheinland (LVR) in Köln im Jahre 2009 durchgeführte Befragung der Jugendhilfeeinrichtungen im Bereich des LVR hat ergeben, dass ein Fachkräftemangel durchweg festgestellt wird, der in seiner Auswirkung bereits dazu geführt hat, dass pädagogische Angebote reduziert bzw. geschlossen werden mussten[10].

Im Bereich der Sozialwirtschaft lassen sich erste Programme entdecken, die zum Thema "Fachkräftemangel" Abhilfe schaffen sollen. Die Bundesregierung hat in 2010 ein Programm des Europäischen Sozialfonds (ESF) initiiert, welches zur Steigerung der Anzahl männlicher Mitarbeiter in erzieherischen und pflegerischen Berufen, hier vorrangig in Kindertagesstätten (Kitas) führen soll. Ziel ist, neben der Erhöhung des Anteils männlicher Mitabeiter aus pädagogischen Gründen, eine Milderung der Auswirkungen des Fachkräftemangels zu erzielen (Stuttgarter Zeitung, 19.11.2011: 19)[11].

Zum Themenbereich Employer Branding fand am 18.02.2011 in Münster eine Veranstaltung des IJOS - Institut für Jugendrecht, Organisationsentwicklung und Sozialmanagement[12] statt. Diese Veranstaltung richtete sich an Unternehmensleitungen von Unternehmen der Sozialwirtschaft. Ziel der Veranstaltung war es, das Thema Employer Branding in der Aufmerksamkeit dieser Zielgruppe zu platzieren bzw. erste Informations- und Weiterbildungswünsche zu diesem Thema zu bedienen.

---

[10] Unveröffentlichte Studie liegt dem Verfasser dieser Arbeit vor.

[11] www.esf.de/portal/generator/14778/2010__07__28__programm__maenner__in__kitas.html; 23.01.2011, 20:17 Uhr
www.esf-regiestelle.eu/content/mehr_maenner_in_kitas/index_ger.html; 23.01.2011, 21:14 Uhr

[12] www.ijos.net

2 Hauptteil: Entwicklung und Abgrenzung von Personalmanagement, Personalmarketing und Employer Branding

Die Personalwirtschaft und ihre Bedingungen unterliegen seit Beginn einem ständigen Wandel und einer Anpassung an die wirtschaftlichen, unternehmerischen und gesellschaftlichen Veränderungen. Die mäandrierende Entwicklung des modernen Personalmanagement lässt sich nur in Verbindung mit allgemeinen gesellschaftlichen Haltungen und in einem historischer Kontext verstehen. Im phasischen Verlauf der Entwicklung der Personalwirtschaft im weitesten Sinne hat ein parallele Entwicklung stattgefunden von dem Verständnis vom Mitarbeiter in seiner Bedeutung für das Unternehmen und der Entwicklung der Formen der Personalarbeit, ihren Zielsetzungen und Instrumenten[13] (vgl. Maelicke 2009: 755ff).

Mroß (2009: 197) stellt dar, dass eine "gänzlich undifferenzierte Übertragung der etablierten Personalwirtschaft des Profit Bereichs auf Nonprofit Organisationen kaum angemessen" ist. Keine Aussage trifft er dazu, welche Instrumente der Personalwirtschaft sinnvoll übertragbar sind.

2.1 Personalmanagement

2.1.1 Begriffsklärung

Personalmanagement wird zum einen verstanden als das operative Geschäft der Personalführung im Unternehmensalltag, zum anderen als die Schaffung und Weiterentwicklung der Organisationseinheit zur Durchführung aller modernen Personalmanagementmaßnahmen, auch weit über die eigentliche Personalverwaltung hinaus. In dieser Arbeit wird Personalmanagement verstanden als die Führung, Leitung und Steuerung des Personals und gilt in dieser Funktion als eine eigenständige Managementaufgabe, die einen gestalterischen, strategischen Faktor im Rahmen der Unternehmenspolitik darstellt. Bis heute haben sich weder eine einheitliche Definition, ein einheitliches Verständnis von Personalmanagement, noch eine einheitlich verstandene Terminologie durchgesetzt (vgl. Decker 1992: 316; Schmidt 2009: 25; Tschumi 2003: 190).

In seiner heutigen Ausprägung ist das Personalmanagement eine eher junge Disziplin. Im Laufe der Entwicklung der Gesellschaft von einer Industriegesellschaft über eine Dienstleistungsgesellschaft hin zu einer Informations- und Wissensgesellschaft war der Mensch als Mitarbeiter eines Unternehmens einem sich wandelnden Verständnis und einer sich wandelnden Bedeutung unterworfen. Heute gilt, dass "der Mensch im

---

[13] Zur Darstellung der Werkzeuge des Personalmanagement (vgl. Wagner/Zander/Hauke 1992; Schmidt 2009: 25ff; AWV 2000: 3ff; Herrmann/Pifko 2009: 12ff)

Unternehmen mit seiner individuellen Leistungskraft, mit seinen Fähigkeiten zur Flexibilität und mit seiner Kreativität der entscheidende Erfolgsfaktor im Wettbewerb ist" (AWV 2000: 3). Im Zuge dieser Entwicklung vom vormals tayloristischen[14] Personalwesen im Sinne reiner Personalverwaltung, über die Ausbildung eines administrativen, nur auf die rationale und effiziente Verwaltung der Mitarbeiterschaft ausgerichteten Personalwesens "hat das Personalwesen einen kontinuierlichen Entwicklungsprozess erlebt von der ehemals auf administrative Aufgaben beschränkten Personalverwaltung und -betreuung über die qualitätsorientierte Personalarbeit bis hin zum modernen Personalmanagement als Beitrag zur Wertschöpfung im Unternehmen. Die Bedeutung eines wirkungsorientierten Personalmanagements bei der strategischen Entwicklung von mittel- und langfristigen Planungszielen ist den Leitungen in Unternehmen und öffentlicher Verwaltung zunehmend bewusst" (AWV 2000: 3ff; vgl. Maelicke 2009: 755ff; Hermann/Pifko 2009: 12ff; Stotz/Wedel 2009: 16ff; Schmidt 2009: 27ff).

Schon 1992 schrieb Decker (1992: 311ff), dass sich Personalarbeit[15] und Führungsarbeit in Unternehmen der Sozialwirtschaft radikal wandeln, komplexer und schwieriger werden. Die Ausrichtung der Aufgabenstellung werde ökonomischer, marktorientierter und es seien solidere Management- und Führungsqualifikationen erforderlich. Die Arbeit finde in einem "Spannungsfeld zwischen sozialer Verantwortung und selbstloser, ehrenamtlich kostenloser Hilfe" statt (Decker 1992: 314). Gleichzeitig werden die Mittel der öffentlichen Hand bei steigenden Kosten stetig reduziert werden. Management und Führungsaufgaben werden sich stark verändern, Mitarbeiter werden andere Anforderungen und Erwartungen auch in der Sozialwirtschaft sowohl an ihr Unternehmen, als auch an ihre Führungskräfte stellen (vgl. Decker 1992: 311ff). Wagner/Zander/Hauke (1992: 21) äußerten im selben Jahr die Ansicht, dass es noch ein weiter Weg zur Entwicklung eines "anspruchsvollen" Human Resource Management sei, in dessen Fortentwicklung es zu einer Dezentralisierung und Übertragung von Personalfunktionen auf die Linienorganisation kommen werde. Ebenfalls im selben Jahr schrieben Maelicke/Reinbold (1992: 19) über den Pflegenotstand und Brülle/Altschiller (1992: 51) wiesen darauf hin, dass "Personalgewinnung, Förderung und Fortbildung (...) zu Schlüsselfunktionen erfolgreichen Managements" werden würden. Parallel zu dem sich entwickelnden bzw. in der Pflege bereits 1992 massiv vorhandenen Fachkräftemangels wurde zur selben Zeit auch ein Sinken der Zahl ehrenamtlicher Mitarbeiter bei den Wohlfahrtsverbänden signifikant (vgl. Brülle/Altschiller 1992: 76).

Nur ein leistungsfähiges Personalmanagement, "trägt dazu bei, diese neuen Herausforderungen zu bewältigen und das eigene Unternehmen im zunehmenden Konkurrenzdruck und Wettbewerb stark zu machen. Es wird aber

---

[14] Zur Gegenüberstellung der tayloristischen und der integrierten Personalstrategie: s. Maelicke 2009: 756.

[15] Bestandteile eines "modernen" Personalmanagement: s. Decker 1992: 317, 332ff

auch deutlich, dass Personalmanagement und Personalarbeit professionell geplant und realisiert werden müssen. Die klassische Personalverwaltung reicht nicht mehr aus" (Maelicke 2009: 755).

2.1.2 Die Entdeckung des Mitarbeiters als Innovations- und Wettbewerbsfaktor

Im Laufe der Entwicklung entstand die Erkenntnis, dass die Motivation und Leistung von Mitarbeitern nur begrenzt durch äußere Arbeitsbedingungen, vielmehr dagegen durch psychische, soziale und intrinsische Motive gesteigert werden können. Ebenso wurde erkannt, dass Berufs- und Arbeitsleben und -beziehungen einen Großteil der Lebensgestaltung sowie sozialer Kontakte und Beziehungen des einzelnen Menschen sicherstellen, aber auch den Wunsch nach Zugehörigkeit, Sicherheit und Anerkennung befriedigen können. Im Zuge dieser Erkenntnisse entwickelte sich die Idee der "Human Relations", die dem Gedanken folgt, dass die Beziehungen zwischen den Menschen und ein entsprechender Umgang miteinander, einen höheren Stellenwert und eine höhe Wirkung auf Motivation und Leistung darstellen können, als monetäre Vergütung und der Tauschhandel von Arbeit gegen Lohn. Als ein wesentlicher Motivationsfaktor wurde die Sinnhaftigkeit des eigenen Tuns, die Bedeutung des eigenen Engagements für das Unternehmen, den Unternehmenserfolg und die Gestaltung des Unternehmens erkannt. Im Vordergrund steht hier die Beziehung zu den Kollegen und Vorgesetzten. Im Zuge dieser Entwicklung wuchs die Bedeutung der Personalführung, die parallel ein eigenständigeres Profil und Selbstverständnis entwickelt hat. In den Vordergrund trat nunmehr nicht die Verwaltung, sondern die Betreuung, Förderung und Entwicklung der Mitarbeiter als zentrale, aktiv zu gestaltende Aufgabe. Die Zufriedenheit der Mitarbeiter bekam eine höhere Bedeutung. Die Grundlagen des Personalmanagement waren entwickelt worden (vgl. Hermann/Pifko 2009: 13).

Bereits in den 1970er Jahren haben große Unternehmen der Privatwirtschaft die strategische Bedeutung qualifizierter Mitarbeiter als Leistungsträger für die Erreichung der Unternehmensziele und im Wettbewerb, aber auch als Kostenfaktor erkannt. In Folge haben sie ein Personalmanagement entwickelt, welches sowohl kostenmindernd, als auch leistungsmotivierend wirken soll. Heute haben Personalentscheidungen das gleiche Gewicht wie "Budget, Produktion, Vertrieb und Organisationsstrukturen" (AWV 2004: 7).
Für den Bereich der Sozialwirtschaft und den von ihr zu erbringenden, professionellen Dienstleistungen stellen Mitarbeiter sowie deren Qualifizierung und Passung ins Unternehmen entscheidende Erfolgs- und Wettbewerbsfaktoren dar - wie in allen anderen Dienstleistungsbereichen auch. Ein gut entwickeltes Personalmanagement ist daher Voraussetzung, um die gesetzten Ziele und Aufgaben zu erfüllen, sich am Markt zu differenzieren und wettbewerbsfähig zu werden oder zu bleiben (vgl. Maelicke 2009: 754). Eine wesentliche Grundvoraussetzung hierfür bildet die zweite[16] Professionalisierungswelle der Sozialen Arbeit mit der Entwick-

---

[16] Erste Phase der Professionalisierung: Entwicklung von der ehrenamtlichen Arbeit zur professionellen Tätigkeit der Sozialfürsorge zweite Phase: Professionalisierung des Managements und Schaffung entsprechender Studiengänge (vgl. Wöhrle 2008: 13)

lung und Etablierung entsprechender Studiengänge, so dass "ein neues Potential für das Management in der Sozialwirtschaft zur Verfügung" (Wöhrle 2008: 13) steht.

2.1.3 Entwicklung der Haltung gegenüber Mitarbeitern

Die (Weiter-) Entwicklung der Personalmanagement-Instrumente, die Verbesserung der Aufbau- und Ablauforganisation der Personalabteilungen selbst sowie die Veränderung der Haltung gegenüber den Mitarbeitern können wohl nicht von einander abgekoppelt betrachtet und verstanden werden.

Während man früher (Phase der Industriealisierung, Phase der Bürokratisierung) der Annahme war, dass Motivation der Mitarbeiter aus der Befriedigung rein ökonomischer, monetärer Bedürfnisse resultiere, erkannte man zunehmend eine Vielzahl von Individualzielen der verschiedenen Mitarbeiter und Mitarbeitergruppen. Es wurde deutlich, dass es im Sinne des Unternehmenserfolges förderlich sei, Mitarbeiter- und Unternehmensziele zusammenzuführen, in Einklang zu bringen und diese im Prozess fortlaufend abzugleichen. Weiterhin wurde die Bedeutung qualifizierter und zum Unternehmen passender Mitarbeiter als produktiver Faktor in ihrer besonderen Bedeutung für den Unternehmenserfolg erkannt. In Folge wurde die Bedeutung der Aspekte Personalgewinnung (Recruiting), -bindung (Retention) und -entwicklung (Development) für die langfristige Sicherung der Unternehmensentwicklung und des Unternehmenserfolges sichtbar. "Veränderte Wertvorstellungen über das Wesen des Menschen haben zusammen mit qualitativen und quantitativen Verknappungstendenzen sowie einem steigenden Anteil der Personal- und Gesamtkosten zu stark zunehmender Bedeutung des Personalbereichs geführt. (...) Führungskräfte verbringen heute einen großen Teil ihrer Arbeitszeit damit, Bedingungen zu schaffen, unter denen ihre Mitarbeiter gern arbeiten. (...) Das veränderte Selbstbewußtsein und Rollenverständnis der Mitarbeiter erfordert bessere und differenziertere Methoden als früher" (Hermann/Pifko 2009: 13f). Die Personalknappheit während der Zeit der Hochkonjunktor in der Nachkriegszeit führte zu einer grundlegenden Veränderung des Arbeitsmarktes. Die Tatsache, dass in fast allen Branchen sehr um Mitarbeiter geworben wurde und sich infolge dessen der Umgang veränderte, führte zu einem neuen Selbstbewusstsein der Mitarbeiterschaft. Die beträchtlichen Einkommenssteigerungen, der gesteigerte Wohlstand, die sich reformierende Sozialgesetzgebung und die Wahlmöglichkeiten bzgl. des Arbeitsplatzes befriedigten das primäre Bedürfnis nach materieller Sicherheit. Die psychosozialen Bedürfnisse strebten, entsprechend der Maslowschen Bedürfnispyramide, verstärkt in den Vordergrund und nach Befriedigung. Die Reduzierung der Wochenarbeitszeit, der zunehmende Wunsch nach befriedigender Freizeitgestaltung sowie der Vereinbarkeit von Beruf und Familie verschoben die Prioritäten der Mitarbeiter und zwangen auch das Personalwesen, dieser Entwicklung zu folgen. Die Personalkosten (Gehälter und Löhne) ~~und die Personalzusatzkosten~~[17] (Arbeitgeberanteile zur gesetzlichen Sozialversicherung, bezahlte

---

[17] Hermann/Piefko stammen aus der Schweiz. Dies wird an verschiedenen Stellen deutlich: inhaltlich wie auch bzgl. der Terminologie. In Deutschland: Lohnnebenkosten (Anm. d. Verf.).

chen Sozialversicherung, bezahlte Abwesenheitszeiten, Ferien bzw. Urlaub, Lohnfortzahlung bei Krankheit, Gratifikationen, Dienstaltersprämien, die Finanzierung der Weiterbildung usw.) sind in den letzten Jahren kontinuierlich gestiegen. Das Personalmanagement hat dadurch an Gewicht im betrieblichen Entscheidungsprozess gewonnen. Gleichzeitig hat es verschiedene Professionalisierungswellen sowie den Beginn der Entwicklung einer akademischen Basis und eines theoretischen Überbaus erlebt (vgl. Hermann/Pifko 2009: 13f).

Heute kommt dem Mitarbeiter mit seiner Leistungskraft, Kreativität und Flexibilität die gleiche Bedeutung zu wie den Produktionsfaktoren Produktion, Vertrieb oder Organisationsstrukturen. Man geht davon aus, Unternehmen und Mitarbeiter als gleichwertige Partner bei der Sicherstellung der Unternehmensziele und des Unternehmenserfolges zu verstehen, "die sich in ihren Zielen aufeinander abzustimmen haben, die aufeinander hören und Konflikte konstruktiv miteinander lösen. Die Einstellung zum Mitarbeiter hat sich geändert und führt zu einer aktiven Auffassung von Personalarbeit. In Folge hat man ein effizientes Personalmanagement entwickelt, welches sich über die ehemaligen rein administrativen Aufgaben hinweg zu einem modernen ergebnisorientierten Wertschöpfungszentrum[18] entwickelt hat" (AWW 2004: 5; vgl. Hermann/Pifko 2009: 13f; Stotz/Wedel 2009: 17f; Mayerhofer/Michelitsch-Riedl 2009: 407ff; Maelicke 2009: 755).

---

[18] Im Personalmanagement findet derzeit eine Professionalisierungsdebatte darüber statt, ob es sich bei Personalmanagement um eine professionelle Tätigkeit handelt mit einer strategischen, wertschöpfenden Bedeutung für den Unternehmenserfolg. Diskutiert wird die Wertigkeit des Personalmanagement im Unternehmen ("Wertbehaftetheit") und seinen Kampf um Anerkennung und Status im Unternehmenssystem sowie dessen akademischen Stellenwert im Vergleich zu z.B. den Fachgebieten Medizin oder Jura (vgl. Marr 2008: 13ff).

2.2 Personalmarketing

Was ist neu:

- Aktuelle und potentielle Mitarbeiter werden als die wichtigsten internen und externen Kunden entdeckt.

- Marketingideen werden aus dem Produktmarketing auf die Personalarbeit übertragen.

2.2.1 Begriffsklärung

Vorrangige Aufgabe des Personalmarketings besteht darin, die nachhaltige Versorgung des Unternehmens mit qualifizierten, motivierten und zum Unternehmen passenden Mitarbeitern sicherzustellen. Hinsichtlich des internen und externen Arbeitsmarktes, der sich von einem Verkäufer- zu einem Käufermarkt entwickelt hat, gilt es, die dortigen Zielgruppen zu identifizieren und bei ihnen eine Präferenzbildung im Sinne des Unternehmens zu initiieren. Es besteht, analog zum Konsumgütermarketing, das Ziel, "dass die Zielgruppe das Unternehmen in einer möglichst frühen Phase in den Entscheidungsprozess der Arbeitgeberwahl einbezieht. Im Idealfall ist das Unternehmen am Ende des Präferenzbildungsprozesses der Employer-of-Choice. Aufgrund dieser Weiterentwicklung des Personalmarketings wird in den letzten Jahren zunehmend die Notwendigkeit des Employer Branding erkannt" (Buckesfeld 2010: 27). Als Markt wird dabei der interne und externe Arbeitsmarkt verstanden, als Kunden die derzeitigen (internen) und potentiellen, möglichen zukünftigen (externen) Mitarbeiter, die es zu gewinnen oder zu binden gilt. Durch eine attraktive, mitarbeiterorientierte Gestaltung der Arbeitsbedingungen wird versucht, aktuelle Mitarbeiter an das Unternehmen zu binden und potentielle Mitarbeiter für das Unternehmen zu gewinnen. In diesem Zusammenhang bedeutet Wettbewerb auf dem Arbeitsmarkt, einen Vorsprung vor den Mitbewerbern um qualifizierte Arbeitskräfte zu haben. Attraktivitätspotentiale, wie z.B. Unternehmenskultur, Innovationsklima oder Führungsphilosophie des Unternehmens, sind langfristig angelegte Eigenschaften eines Unternehmens (Alleinstellungsmerkmale), die der Unternehmenskultur entspringen und von Konkurrenten nicht ohne weiteres kopiert werden können. Ziel ist es, Marketinggedanken und -konzepte, insbesondere die zentrale strategische Leitidee der Markt- und Kundenorientierung, auf den Personalbereich zu übertragen (vgl. Tschumi 2003: 190f; Seiser 2009: 1; Buckesfeld 2010: 26f; Claus/Heymann 1992: 542ff, 553).

Claus/Heymann (1992: 544) bezeichnen den internen und externen Arbeitsmarkt dabei als gleichbedeutend, da beide Märkte eng miteinander verbunden sind. Sie stellen heraus, dass die Realität im Unternehmen das Erscheinungsbild nach außen prägt, aber auch das Auftreten des Unternehmens in seiner Umwelt von den internen Mitarbeitern wahrgenommen und bewertet wird, also auch wiederum nach innen wirkt. "Diskrepanzen

zwischen internen und externen Arbeitsmärkten dürften in größerem Ausmaße eigentlich nicht existieren. Das, was im Rahmen des externen Personalmarketing kommuniziert wird, muß sich in der Sicht des internen Personalmarketing auch innerhalb des Unternehmens wiederfinden. Ansonsten würde jede Darstellung unglaubwürdig. (...) Dies ist das Gebot der Ehrlichkeit und bestimmt langfristig den Erfolg. Eine entsprechende Gestaltung aller Arbeitsbedingungen ist damit die unabdingbare Voraussetzung für eine effiziente Kommunikation auf den Arbeitsmärkten" (Claus/Heymann 1992: 544).

Personalmarketing ist auch in der Sozialen Arbeit kein neuer Begriff und wurde bereits 1992 von Decker (1992: 332) in diesem Zusammenhang verwendet.

2.2.2 Der Mitarbeiter als interner Kunde - der wichtigste Stakeholder

Etwa seit den 1990er Jahren hat sich auch der Arbeitsmarkt von einem Verkäufer- zu einem Käufermarkt entwickelt, so dass Interessenten und Bewerber zwischen verschiedenen Arbeitsplatzangeboten vergleichen und das Unternehmen aussuchen können, für welches sie tätig werden möchten. Unternehmen müssen sich heute bei qualifizierten, engagierten und passenden Interessenten als attraktive Arbeitgeber darstellen, die ihren Mitarbeitern für deren Tätigkeit mehr bieten, als finanzielle Entlohnung. Ziel der Unternehmen wird sein, die Aufmerksamkeit ihrer Zielgruppen auf dem Arbeitsmarkt für sich zu gewinnen und sich als attraktive Wunscharbeitgeber (Employer of Choice) zu etablieren[19]. In Anlehnung an Konzepte aus dem Marketing (Employee Relationship Management (ERM), Customer Relationship Managment (CRM)), in denen der Kunde als wichtigster Stakeholder[20] definiert wird, wird der Mitarbeiter als wichtigster intener Kunden des Unternehmens verstanden. Personalabteilungen verstehen sich als interne Dienstleister und strategische Einheiten zur Wertschöpfung sowie als Differenzierungsfaktor und Wettbewerbsvorteil (vgl. Seiser 2009: 1; Stotz/Wedel 2009: 19f, 48f; Kirchgeorg 2009: 1).

---

[19] Der Begriff `War for Talents` wurde erstmalig 1998 im Wirtschaftsjournal McKinsey Quaterly verwendet. Im Deutschen wird er mit dem Ausdruck `Kampf um die Besten` übersetzt (vgl. Stotz/Wedel 2009: 43ff; Mrozek 2009: 22f).

[20] Im Deutschen wird sinngleich die Begriffe Anspruchsgruppen oder Anspruchsnehmer verwendet.

Um Personalmarketing (und später: Employer Branding) als zielführenden Strategie zu entwickeln, ist es unabdingbar, die Interessen von Mitarbeitern und Unternehmen in Einklang zu bringen und Zielkonflikte zu vermeiden. Die Gallup-Studie 2010[21] zeigt erneut, dass in Deutschland dieses Ziel noch lange nicht erreicht ist - und die Ergebnisse seit Jahren auf einem ähnlich schlechten Stand stagnieren. Der aus dem Kaizen stammende Gedanke des "internen Kunden" sollte auch in Deutschland zu einer verstärkten Mitarbeiterorientierung im Sinne des internen Kunden führen. Dies hat zu einer Diskussion bezüglich der Priorität von internem und externem Kunden geführt mit dem Ergebnis, dass der interne Kunde Vorrang vor dem externen Kunden haben sollte, um kundenorientiert dessen Ansprüche befriedigen zu können (vgl. Stotz/Wedel 2009: 37f).

2.2.3 Übertragung der Marketingideen in die Personalarbeit

Bereits 1992 erwarteten Claus/Heymann (1992: 540f) eine hohe Anzahl wenig qualifizierter Arbeitsloser sowie eine geringe Anzahl höher qualifizierter Arbeitssuchender und schlussfolgerten daraus einen zunehmenden Wettbewerb auf dem Arbeitsmarkt bei der Beschaffung von qualifizierten Fach- und Führungskräften. Auch eine demographische Entwicklung, die zu einer Verknappung von Arbeitskräften führen könnte, zeichnete sich zu dieser Zeit bereits ab. Daraus folgerten sie, dass die Personalsuche und -beschaffung "zu einer der wichtigsten strategischen Aufgaben eines Unternehmens überhaupt gehören" (Claus/Heymann 1992: 540) werde. Bereits zu dieser Zeit war zu erkennen, dass mit traditionellen Instrumenten der Personalbeschaffung, wie der Stellenanzeige, dieses Defizit nicht zu beseitigen sein wird. In den Fordergrund rückte ihrer Ansicht nach die "ständige und persönliche Ansprache von Menschen". Diese Erkenntnis bezeichnen sie als die "Geburtsstunde des Personalmarketing".

Claus/Heymann (1992: 542) definieren Marketing als "die Führung eines Unternehmens vom Markt her". Dies beinhaltet das Interesse des Verkäufers (Arbeitsplatzanbieters) die Bedürfnissen des Kunden (Arbeitsplatzbewerbers) zu kennen, um sich an diesen zu orientieren. Aus dieser Sicht kann Personalmarketing ebenfalls nur kundenorientiert, nachfrageorientiert sein und die Kundenwünsche, die Anforderungen der aktuellen und zukünftigen Mitarbeiter an ihre Arbeitsplätze im Mittelpunkt des Interesses und der Strategie stehen. Empirische Untersuchen zu den Kundenwünschen von Arbeitsplatzbewerbern liegen für akademische Nachwuchskräfte[22]

---

[21] Die Ergebnisse der Gallup Studie 2010 zeigt für Deutschland ähnliche Ergebnisse wie in den vergangenen Erhebungen. Danach haben nur zwei Drittel (66 %) der Mitarbeiter eine geringe, 23 % der Mitarbeiter keine emotionale Bindung an ihr Unternehmen. Lediglich 11 % der Mitarbeiter bewerten ihre emotionale Bindung an ihr Unternehmen als hoch. Auffallend ist, dass diese Werte in den letzten Jahren nur unwesentlich geschwankt haben und in der Tendenz eher schlechter werden (Abnahme der emotional hoch gebundenen Mitarbeiter, Abnahme der Mitarbeiter mir geringer Bindung an ihr Unternehmen, hingegen eine Zunahme der Mitarbeiter ohne emotionale Bindung an ihr Unternehmen) (vgl. Gallup 2010: http://www.ftd.de/karriere-management/karriere/:mitarbeiterbindung-resignation-greift-im-arbeitsleben-um-sich/50095106.html; 05.11.2010, 10:50 Uhr)

[22] Sie lassen sich für Absolventen von ingenieurswissenschaftlichen oder betriebswirtschaftlichen Studiengänge finden. Für Absolventen aus Studiengängen der Sozialwirtschaft konnten vom Verfasser dieser Arbeit bisher keine Ergebnisse gefunden werden.

vor (vgl. Claus/Heymann 1992: 550ff). Aufgrund der inhaltlichen Nähe zum Produktmarketing konnten dort etablierte Haltungen, Instrumente und Strategien auf den Arbeitskräftemarkt übertragen werden. Analog zum Vorgehen, das unternehmerische Handeln an den Absatzmärkten zu orientieren, um hier erfolgreich zu sein, empfehlen Claus/Heymann (1992: 542), "auf den Personalmärkten, das `Produkt´ Unternehmen und Arbeitplatz attraktiver zu gestalten, als die Konkurrenz dies tut". An dieser Stelle beziehen sie sich auf eine Idee von Eckardstein/Schmellinger aus dem Jahre 1975[23]. Auch der immer wieder aufgenommen Gedanke der Präferenzbildung beim Interessenten (potentiellen Arbeitnehmer) sowie die Fokussierung auf die Zielgruppen potentieller und derzeitiger Arbeitnehmer wird bereits von Claus/Heymann (1992: 542) dargestellt[24].

Personalmarketing kann als eine Denkhaltung und einen instrumentellen Ansatz verstanden werden. Als Denkhaltung stellt Personalmarketing ein grundsätzliches Handlungsprinzip dar, welches alle Bereich des Personalmanagement durchziehen soll. Im Mittelpunkt aller personalwirtschaftlichen Aktivitäten stehen die Interessen und Bedürfnisse der derzeitigen und zukünftigen Mitarbeiter, die als Kunden des Personalmanagements verstanden und behandelt werden. Als instrumenteller Ansatz ist Personalmanagement dann zu verstehen, wenn es sich um ein systematisches Konzept und Programm zur Personalbeschaffung und Mitarbeitermotivierung handelt. Hierbei kann bereits zwischen einem internen und einem externen Personalmarketing differenziert werden - Gedanken die auch beim Employer Branding erneut erscheinen. Internes Personalmarketing beinhaltet alle Tätigkeiten, die sich auf derzeitige, bereits im Unternehmen tätige Mitarbeiter beziehen mit dem Ziel, deren Engagement, Motivation und Leistungsfähigkeit zu erhalten oder zu verbessern. Grundlage dafür ist es, die individuellen Zielvorstellungen der Mitarbeiter zu erkennen und eine Realisierung zu ermöglichen. Dadurch soll eine Verbesserung der Identifikation der Mitarbeiter mit ihrem Unternehmen erreicht werden. Externes Personalmarketing fokussiert hingegen auf Interessenten und Bewerber, also potentielle, vielleicht zukünftige Mitarbeiter. Ziel ist es, diese Interessenten für eine Mitarbeit im Unternehmen zu gewinnen. Voraussetzung ist, das Unternehmen als attraktiven Arbeitgeber langfristig auf den Arbeitsmärkten zu positionieren und hierzu die Attraktivität auf geeignete Weise auch extern zu kommunizieren (vgl. Claus/Heymann 1992: 543; Tschumi 2003: 182f).

"Für das Personalmanagement in globaler Ausrichtung steht das Image eines Unternehmens an zentraler Stelle. Das Image entscheidet darüber, wie lukrativ ein Unternehmen für Mitarbeiter generell ist. Vorhandene Mitarbeiter verbleiben nur dann motiviert und engagiert in einem Unternehmen, wenn sie sich mit seinem Image

---

[23] Hinweis, um zu verdeutlichen, wie alt diese Überlegungen und damit die Entwicklung zu einem modernen Personalmarketing bereits sind (vgl. von Eckardstein, D./Schmellinger 1975: Personalmarketing. In: Gaugler, E. (Hg.): Handwörterbuch des Personalwesens. Stuttgart, S. 1594-1600).

[24] Checklisten für das interne Personalmarketing zur Überprüfung elementarer Aspekte des Selbstmarketing des Unternehmens als Arbeitgeber (vgl. Claus/Heymann 1992: 558ff)

identifizieren können. Neue Mitarbeiter können nur dauerhaft gewonnen (und gehalten) werden, wenn sie ihre persönlichen Wertvorstellungen durch das Unternehmensimage berücksichtigt wissen" (Claus/Heymann 1992: 544). Wurde früher Personalbeschaffung eher kurzfristig dadurch betrieben, dass über die Regelung der Gehälter oder sozialen Leistungen versucht wurde, Mitarbeiter für ein Unternehmen zu gewinnen, erkannte man im Laufe der Zeit, dass mit dieser Methode kaum Nachhaltigkeit erzielt werden konnte. Mitarbeiter waren an rein materiellen Leistungen nur begrenzt interessiert und an das Unternehmen zu binden, zumindest nur so lange, bis ein anderes Unternehmen "bessere" Konditionen zu bieten hatte. Daher stand seither das Image eines Unternehmens, verstanden als "die Summe subjektiv wahrgenommener Eindrücke, die man von einem Unternehmen als Arbeitgeber hat" (Claus/Heymann 1992: 544f) im Mittelpunkt der Marketingstrategien.

Personalmarketing setzt sich als strategisches Personalmanagement mit der Frage der Erwartungen derzeitiger und potentieller Mitarbeiter an das Unternehmen auseinander. Es versucht diese zu identifizieren und zu nutzen. Neben der Frage nach den Erwartungen besteht auch die Frage, in welcher Form sich Erwartungen von Mitarbeitern verändern bzw. verändert haben und wie das Unternehmen als Gesamtheit bzw. in seinen einzelnen Bereichen von den Mitarbeitern wahrgenommen und bewertet wird. Unter Aspekten des strategischen Personalmanagements ist auch relevant, wo Mitarbeiter Stärken/Schwächen des Unternehmens identifizieren. Desweiteren muss sich das Unternehmen seinerseits im Rahmen des strategischen Personalmarketings überprüfen und seine eigenen Attraktivitätspotentiale, seine konkrete Positionierung im Unternehmensumfeld und insbesondere auch auf dem Arbeitsmarkt als Ist-Wert identifizieren und als Soll-Wert definieren. Als Ziel muss weiterhin das Image als Idealvorstellung definiert werden, welches das Unternehmen anstreben möchte. Desweiteren ist zu bestimmen, welche Ressourcen vorhanden und welche Aquisitionspotentiale entwickelt werden müssen (vgl. Claus/Heymann 1992: 546f).

Imagewirkung und Attraktivitätspotentiale des Unternehmens und deren Wirkung entscheiden maßgeblich darüber, ob derzeitige Mitarbeiter im Unternehmen verbleiben, insbesondere aber darüber, ob potentielle Mitarbeiter für das Unternehmen interessiert, gewonnen und langfristig gehalten werden können. Dies wirkt sich insbesondere bei subjektiven Aspekten wie Unternehmenskultur, Führungsstil und Arbeitsklima aus. Da ein Unternehmen nicht nur eine Vielzahl von Stakeholdern, sondern auch eine Vielfalt an einzustellenden Berufsgruppen hat, besteht die Erforderlichkeit, für unterschiedliche Berufsgruppen als potentieller Arbeitgeber interessant zu sein. Das Unternehmensimage sollte langfristig und beständig angelegt sein und es ist zu beachten, dass die "Reparatur" eines beschädigten Images sehr langwierig und aufwendig, in manchen Fällen vielleicht sogar unmöglich sein kann (vgl. Claus/Heymann 1992: 548).

2.2.4 Exkurs: Human Resource Management (HRM), Human Capital Management (HCM)

Aus der Erkenntnis, dass gute, passende Mitarbeiter einen entscheidenden Wettbewerbs- und Erfolgsfaktor für ein Unternehmen darstellen, der die Grundlage für wirtschaftliches Wachstum (Wirtschaftliche Prosperität) eines Unternehmens bildet, hat sich im angelsächsichen Sprachraum das Human Resource Management (HRM) entwickelt, das von einem modernen und ganzheitlichen Verständnis des Personalmanagement ausgeht. Dies umfasst sowohl den Mitarbeiter in all seinen Facetten als Mensch und Wettbewerbsfaktor, aber auch das Verständnis, dass der Mensch eine Unternehmensressource darstellt, die mehr ist als ein kostenintensiver Produktionsfaktor - ein menschliches Kapital, welches "nicht nur zu verwalten, sondern systematisch auszuwählen, gezielt zu entwickeln, zu motivieren und zu fördern" (Tschumi 2003: 112, 190) ist.

Noch radikaler, der Bedeutung des Mitarbeiters für das Unternehmen aber deutlich näher kommend, ist die Weiterentwicklung zum Human Capital Management (HCM). Der Begriff "Humankapital" ist kein neuer[25], dafür jedoch ein sehr umstrittener, aufschlussreicher und den Wert des Mitarbeiters in den Vordergrund stellender mitarbeiterorientierter Begriff[26]. Im Gegensatz zum Human Ressource Management (HRM), welches den Mitarbeiter mit all seinen Innovations-, Wissens- und Leistungspotentialen, seinen Erfahrungen, seiner Arbeitskraft und Motivation, Fähigkeiten und Fertigkeiten, seiner Kreativität und Problemlösungskompetenz als strategische Ressource, als strategisches Erfolgspotential betrachtet, versteht der Human Capital Ansatz den Mitarbeiter als Vermögenswert. Die Weiterentwicklung des Verständnisses liegt darin, dass Ressourcen teuer, aber vorhanden sind, um sparsam verbraucht zu werden, da sie einen Kostenfaktor darstellen. Kapital hingegen soll nicht nur verwaltet und eingesetzt, sondern aktiv erarbeitet und verbessert werden - und kann dadurch an Wert gewinnen. So erfahren Mitarbeiter eine ganz andere Wertschätzung und Bedeutung für den Unternehmemenserfolg. Ziel dieses Ansatzes ist, die besondere Bedeutung des Mitarbeiters als "Träger der Wissenpotentiale und Fähigkeiten und damit als Vermögenswert bewusst zu machen" (Schmidt 2009: 2) und somit die besondere Bedeutung der Mitarbeiter als mehrwertschaffenden Produktionsfaktor zu vergegenwärtigen und damit seine Position gegenüber Kapital-, Grund- und Marktfaktoren zu verbessern, sowie die hohe wechselseitige Abhängigkeit von Unternehmer und Mitarbeiter darzustellen. Die Möglichkeit, den unternehmerischen Wert eines Menschen zu messen, macht gleichzeitig dessen Wert für das Unternehmen und den Unternehmenserfolg deutlich und die Erforderlichkeit eines WERT-schätzenden, mitarbeiterorientierten Umganges. In diesem Sinne lassen Mitarbeiter sich auch rechnerisch in einer Sozialbilanz darstellen. Solange der Wert eines Mitarbeiters für ein Unternehmen und dessen Erfolg nicht darstellbar und seine Bedeutung als Humankapital nicht bilan-

---

[25] vgl. Überlegungen von Alfred Marshall aus dem Jahre 1890 (achtzehnhundertneunzig!) (in: Schmidt 2009: 1f).

[26] Der Begriff "Humankapital" wurde von der Gesellschaft für Deutsche Sprache (GFDS) zum Unwort des Jahres 2004 gewählt (http://www.gfds.de/aktionen/wort-des-jahres/unwoerter-des-jahres/; 21.11.2010).

zierbar war, war eine radikale Auseinandersetzung mit der wirklichen Bedeutung der Mitarbeiter für den Unternehmenserfolg und -wert nicht möglich. Erst die Messbarkeit bietet zumindest eine Diskussionsgrundlage zur Auseinandersetzung und Meinungsbildung. So wird der Mitarbeiter nicht mehr als Kostenfaktor eines Unternehmens wahrgenommen, sondern als ein (bilanzierungsfähiger) Vermögenswert, um dessen Erhalt (besser noch: Wertsteigerung) sich ein Unternehmen kümmern kann (vgl. Schmidt 2009: 2f; Stotz/Wedel 2009: 17f; Mayerhofer/Michelitsch-Riedl 2009: 407ff; Tschumi 2003: 112; vgl. Erklärung zum Gipfel von Lissabon 2007: nach Schmidt 2009: 1ff).

2.3 Employer Branding (Arbeitgebermarkenbildung)

Was ist neu:

- Entwicklung der Unternehmensmarke zur Arbeitgebermarke

- Entwicklung eines kongruenten, ehrlichen Markenversprechens

- Unternehmenskultur als Markenversprechen

2.3.1 Begriffsklärung

Der Begriff "Employer Branding" existiert im anglo-amerikanischen Raum seit Mitte der neunziger Jahre des vorigen Jahrhunderts und wurde erstmals 1998[27] in der Literatur verwendet. Im Deutschen wird er mit "Arbeitgebermarkenbildung" (Employer = Arbeitgeber[28]; Brand = Marke) übersetzt. Entgegen vieler Irrtümer ist Employer Branding nicht mit Personalmarketing gleichzusetzen. Es beginnt mit seinen Grundüberlegungen weit vor dem eigentlichen Personalmarketing, geht in seinen Wirkungen deutlich darüber hinaus und seine Effekte berühren sogar das operative Geschäft von Unternehmensbereichen weit jenseits des Personalmarketing.

Nach dem Konzept des Employer Branding wird der Arbeitgeber als Marke verstanden, die sich auf dem Arbeitsmarkt als attraktiver Arbeitgeber darstellen und positionieren muss. Der Grundgedanke ist, einen Arbeitgeber wie ein attraktives Produkt zu vermarkten, die Botschaft des Arbeitgebers zu entwickeln und zu kommunizieren mit dem Ziel, derzeitige Mitarbeiter dauerhaft an das Unternehmen zu binden (Mitarbeiterbindung) und potentielle Mitarbeiter (Interessenten, Bewerber) langfristig für eine Mitarbeit im Unternhemen zu gewinnen (Mitarbeitergewinnung). Langfristig soll sich das Unternehmen als "Employer of Choice", als Wunscharbeitgeber, etablieren. Employer Branding kann als eine Weiterentwicklung und Zuspitzung des Personalmarketing sowie als nachhaltiges, strategisches Gesamtkonzept der Unternehmensführung verstanden werden, um den hohen Bedarf an Führungs- und Fachkräften mit Hilfe von Marketingkonzepten zu decken. Unter weitergehenden Aspekten ist Employer Branding als ein unternehmensstrategisches Instrument zu verstehen, welches sich deutlich positiv auf die Arbeitgeberqualität, die Arbeitgeberglaubwürdigkeit und die Arbeitgeberwettbewerbsfähigkeit auswirken kann. Die Entwicklung, Implementierung und Umsetzung der Arbeitgebermarke soll

---

[27] Ambler, Tim/Barrow, Simon (1996): The employer brand. In: Journal of Brand Management. 4. Jg., Nr. 3, S. 185 - 206.

[28] "Als Arbeitgeber werden natürliche und juristische Personen bezeichnet, die mindestens eine Person als Arbeitnehmer beschäftigen" (Bährle, R.J. 1997: Arbeitsrecht. Stuttgart. In: Mrozek 2009: 28).

sich nachhaltig positiv auf die Unternehmens- und Leistungskultur auswirken sowie das Unternehmensimage verbessern, um so wiederum den Unternehmens- und Markenwert zu steigern.

Unternehmen versuchen, sich gegenüber aktuellen und zukünftigen Mitarbeitern als ein attraktiven Arbeitgeber darzustellen und entwickeln diesen gegenüber ein (Marken-) Versprechen. Dazu werden sowohl emotionale als auch funktionale Vorteile aus der Corporate Brand abgeleitet, die mit dem Erwartungsprofil aktueller und zukünftiger Mitarbeiter übereinstimmen müssen, um als Arbeitgeber für diese interessant zu sein. Mit dieser Strategie fokussiert Employer Branding, anders als das Personalmarketing, nicht nur auf Bewerber, sondern insbesondere und zunächst auf Mitarbeiter. Der Prozess des Aufbaus und der Umsetzung einer Employer Brand ist bisher nur rudimentär entwickelt, ein theoretisches Konzept seitens des Personalmarketing ist noch nicht zu erkennen (vgl. Schumacher/Geschwill 2009: 39; Deutsche Employer Branding Akademie 2006 d; Mrozek 2009: 10, 28ff; Deutsche Employer Branding Akademie 2006: Definition von Employer Branding. Zit in: Pollmanns 2007: 4f; Schmidt 2009: 34; Petkovic 2004: 6; Grbavac 2009: 60f; Seiser 2009: 2; Tschumi 2003: 81; Pollmanns 2007: 3; Buckesfeld 2010: 27f; Stotz/Wedel 2009: 29).

Als gesichert kann angesehen werden, dass Employer Branding nicht nur ein geplanter, strategischer Prozess oder eine Anzahl gezielter Einzelaktionen ist, sondern "in erster Linie gelebte Unternehmensphilosophie. Das Ziel, für aktive und potentielle Mitarbeiter ein attraktiver Arbeitgeber zu sein, ist nur durch mehrdimensionales Denken und Agieren zu erreichen" (Stotz/Wedel 2009: 13).

2.3.2   Zielgruppe

Zielgruppe der Employer Brand sind aktuelle, ehemalige und mögliche zukünftige[29] Mitarbeiter - somit also der interne und externe Arbeitsmarkt eines Unternehmens. Ziel ist nicht, die Besten der Besten zu rekrutieren, sondern die Besten der zum Unternehmen passenden Mitarbeiter zu finden - dies auch unter Diversity-Aspekten. Eine Erhöhung des Werte-Fit wirkt sich positiv auf die Mitarbeiterrekrutierung und -bindung aus. Die Personalabteilung sollte das Selbstverständnis eines Dienstleisters gegenüber diesen Zielgruppen entwickelt haben und ihnen aus einer Kunden- und Marketingorientierung heraus begegnen. Dieser veränderte Kundenbegriff bildet die Grundlage und Voraussetzung für die Entwicklung einer Arbeitgebermarke. Ziel der Strategie[30] ist die Entwicklung und Darstellung der Attraktivität des Arbeitgebers auf dem Arbeitsmarkt zur Gewinnung, Förderung und Pflege der Zielgruppen als Mittel zur Sicherstellung eines langfristigen Unternehmenserfolges. Zur Entwicklung einer kundenorientierten Marke ist zunächst die Identifizierung der relevanten Zielgruppen

---

[29] Potentielle Interessenten und konkrete Bewerber

[30] 10 Grundregeln zum Employer Branding: s. Buckesfeld 2010: 32f.
Zum Prozess der Entwicklung einer Employer Brand: s. Buckesfeld 2010: 34ff.

erforderlich, an denen sich die Marke und die damit verknüpften Markenversprechen orientieren sollen. Als Markenversprechen dürfen nur die tatsächlich gelebten Werte und Haltungen kommuniziert werden. Ein Nicht-übereinstimmen der versprochenen und tatsächlichen Werte kann zu Enttäsuchung der (internen und externen) Kunden und zu einem Schaden für die Employer Brand führen (vgl. Sponheuer 2009: 25; Schmidt 2009: 34; Stotz/Wedel 2009: 10, 19f; Mrozek 2009: 40).

2.3.3 Die Marke

Eine Marke wird verstanden als "ein in in der Psyche des Konsumenten und sonstiger Bezugsgruppen fest verankertes, unverwechselbares Vorstellungsbild von (einem Unternehmen,) einem Produkt oder einer Dienstleistung" (Stotz/Wedel 2009: 5; vgl. http://www.employerbranding.org/downloads/deba_eb-definition.pdf). Nach Bruhn werden als Marke Leistungen bezeichnet, "die neben einer unterscheidungsfähigen Markierung durch ein systematisches Absatzkonzept im Markt ein Qualitätsversprechen geben, das eine dauerhafte, werthaltige, nutzenstiftende Wirkung erzielt und bei der relevanten Zielgruppe in der Erfüllung der Kundenerwartungen einen nachhaltigen Erfolg im Markt realisiert bzw. realisieren kann" (Meffert, Heribert 2005: Markenmanagement. S. 6. Zit. in: Pollmanns 2007: 4).

Da einer Marke eine Vielzahl unterschiedlicher Zielgruppen gegenüber steht, kann sie kein homogenes Ge-samtbild ergeben. Die Alleinstellungsmerkmale müssen individuell auf jede Zielgruppe abgestimmt werden. Dabei muss die Marke jeweils aus der Perspektive der jeweiligen Zielgruppe identifizierbar und attraktiv sein. Besonderen Stellenwert nehmen hierbei, in Abhängigkeit von der Zielgruppe, immaterielle Werte ein. Die Mar-ke muss zielgruppenspezifisch positioniert werden, um wirken zu können. Als Employer Branding wird dabei der Prozess bezeichnet, der in seinem Ergebnis zu der Entwicklung und Implementierung einer Employer Brand (Arbeitgebermarke) führen soll (vgl. Stotz/Wedel 2009: 5ff; Grbavac 2009: 62).

Die Arbeitgebermarke soll ein attraktives Bild ergeben, welches das Unternehmen als Arbeitgeber gezielt von sich kreiert und an interne und externe Kunden (derzeitige und potentielle Arbeitnehmer) richtet. Das Unter-nehmen als Marke soll sich zu einem unverwechselbaren Vorstellungsbild entwicklen und in der Psyche po-tentieller, aktueller und ehemaliger Mitarbeiter fest verankern. In diesem Prozess kommt aktuellen und ehe-maligen Mitarbeiter als Botschafter des Unternehmens eine besondere Bedeutung zu (vgl. Grobe 2009: 4; Seiser 2009: 1; Petcovic 2007: 11; Schmidt 2009: 70f). "Dabei muss die Arbeitgebermarke vier wichtige Merk-male aufweisen: Deutliche Abgrenzung von den Wettbewerbern, konsistente Kommunikation über alle Medien zur Unterstützung der Marke, Vermittlung attraktiver Inhalte aus Sicht der angestrebten Zielgruppe, authenti-sche Wiedergabe des Angebots des Unternehmers" (Trost, Armin 2007: Arbeitgebermarke, S. 10. Zit. in: Poll-mann 2007: 4).

Entsprechend der Entwicklung und Positionierung einer Corporate Brand/Cusomer Brand (Corporate Branding)

in den Köpfen der Kunden, ist es das Ziel, die Employer Brand in den Köpfen der relevanten Zielgruppen zu platzieren, wobei die Employer Brand gleichzeitig den Bekanntheitsgrad der Corporate Brand erhöhen kann. Hierbei soll eine eindeutige Arbeitgeberpräferenz bei den relevanten Zielgruppen geschaffen werden, die dazu führt, dass sich aktuelle Mitarbeiter weiterhin langfristig an das Unternehmen binden sowie potentielle Mitarbeiter sich für das Unternehmen interessieren und gewonnen werden können. Grundlage für die Präferenzbildung ist eine eindeutige Identifizierbarkeit der Marke, eine klare Differenzierung zu den Wettbewerbern und eine Stärkung der inneren Konsistenz der Marke. Die Entwicklung der Marke und die Schaffung der Präferenz ist ein langfristiger, strategischer Prozess, der dem Employer Branding eine Schlüsselfunktion innerhalb des strategischen Personalmanagement zuweist. In Folge des tiefgreifenden Einfluss auf die Entwicklung der Organisation kommt auch der Personalabteilung weitreichender Einfluss auf Unternehmens- und Führungskultur zu (vgl. Buckesfeld 2010: 31; Schmidt 2009: 35f; Stotz/Wedel 2009:30f).

"Unter Branding wird in der Marketingtheorie der Führungsprozess einer Marke verstanden, welcher die zielgerichtete Analyse, Planung, Umsetzung und Kontrolle aller Aktivitäten bzw. Gestaltungsparameter beinhaltet. Somit basiert das Konzept des Employer Branding grundsätzlich auf derselben Idee wie das der Markenführung im Absatzmarketing. (...) Die integrative Betrachtung der verschiedenen Markenansätze ist unabdingbar" (Stotz/Wedel 2009: 8).

2.3.4 Markenversprechen

Nach der Identifizierung der relevanten Zielgruppen des internen und externen Arbeitsmarktes müssen die "Kunden"-Anforderungen, Werte und Erwartungen[31] dieser Zielgruppen ermittelt werden. Anhand dieser gewonnenen internen und externen Daten kann eine Strategie des Employer Branding entwickelt werden, in dessen Verlauf ein für die Zielgruppen "relevantes, erstrebenswertes, authentisches und klares Werteversprechen der Marke" (Sponheuer 2009: 27) entwickelt und kommuniziert wird. Die Markenführung muss "eine konsistente, konstante, präsente und glaubwürdige Anwendung der definierten Markeneigenschaften" (Sponheuer 2009: 27) sowie eine konsistente Kommunikation nach innen und außen auf allen zur Verfügung stehenden Kommunika-

---

[31] Studie "Employer Branding" der Kooperationspartner Handelshochschule Leipzig, e-follows.net, Wochenzeitung "Die Zeit" und TNS Infratest. In den Jahren 2004 bis 2007 werden als herausragende Anforderungen an einen Arbeitgeber genannt: gutes und ehrliches Arbeitsklima, herausfordernde Aufgaben und Entwicklungsmöglichkeiten. Äußerst wichtige Anforderungen sind: Zukunftsfähigkeit des Unternehmens, vielfältige Weiterbildungsmöglichkeiten, Balance zwischen Beruf und Privatleben (Work-Life-Balance). Weiterhin hatten Bedeutung: sicherer Arbeitsplatz, gutes Gehalt, guter Ruf des Unternehmens. Äußerst wichtige affektive Merkmale eines Arbeitgebers sind: ehrlich, fördernd, gerecht, vertrauenswürdig. Als Merkmale eines idealen Arbeitgebers werden vorrangig genannt: Arbeitsklima, Aspekte des "Forderns und Förderns" sowie die Zukunftsfähigkeit einer Firma. Zusatzleistungen in der Kompensation, Sozialleistungen und aktiv praktizierter Umweltschutz werden in der Studie 2007 mit erhöhten Werten genannt (vgl. Grube 2009: 7ff; Henke 2009: 12ff; Pollmanns 2007: 7). Die Studie erfasst, wie viele andere Studien auch, keine Angehörigen der Fachrichtungen Soziale Arbeit oder Sozialmanagement (Anmerkung des Verfassers).

tionskanälen[32] im operativen Unternehmensalltag gewährleisten. Da ein Unternehmen weder mit seiner Corporate Brand noch mit seiner Employer Brand für alle potentiellen Kunden (Arbeitnehmer) gleichermaßen interessant sein kann und sein will, muss es definieren, welche Zielgruppen für sie Priorität haben (vgl. Mrozek 2009: 40).

2.3.5 Unternehmenskultur

Mroß (2009: 185ff) differenziert im Hinblick auf die Stabilität von Unternehmenskultur[33] nach den Qualitäten Prägnanz, Verbreitungsgrad und Verankerungstiefe[34]. Er geht davon aus, dass Unternehmen der Sozialwirtschaft, insbesondere wenn es sich um weltanschaulich oder religiös geprägte Unternehmen und/oder Unternehmen mit geringer Mitarbeiterzahl handelt, eher eine starke Unternehmenskultur haben, da die Merkmale Verbreitungsgrad, Prägnanz und Verankerungstiefe aufgrund der Unternehmensgröße und der Unternehmenstradition gut entwickelt und lang eingeübt sein könnten. Für Unternehmen ohne lange weltanschauliche Tradition oder große, stark segmentierte Unternehmen wie Krankenhäuser bewertet er sie als nicht so ausgeprägt und möglicherweise stärker abteilungs- und subkulturorientiert. Mroß zeigt auf, dass sich zumindest die Spitzenverbände der freien Wohlfahrtspflege im Zuge der Entwicklung immer stärker an die öffentliche Verwaltung, ihre Organisationsprinzipien und ihr Selbstverständnis angeglichen haben (vgl. Mroß 2009: 189ff).

2.3.6 Rahmenbedingungen des Employer Branding

Der Erfolg des Employer Branding-Prozesses ist abhängig von verschiedenen, z.T. klar zu benennenden Faktoren. Die personellen, zeitlichen und finanziellen Ressourcen für den Prozess der Entwicklung, Implementierung und Aufrechterhaltung der Marke muss realistisch und in keinem Fall als zu gering eingeschätzt werden - Reifungs- und Kommunikationsprozess des Produktes sind langwierig und umfangreich. Die Marke muss als solche eindeutig zu identifizieren und von den Angeboten der Konkurrenz zu differenzieren sein - hier für sind

---

[32] Dies sind u.a. Corporate Image, die Unternehmenskultur, die Branchenattraktivität, die Berichterstattung in den Medien, insbesondere aber auch das Verhalten der Mitarbeiter als Markenbotschafter sowie innerhalb des Recruiting-Prozesses, wie z.B. die Kommunikation über Anzeigen, Internetauftritt oder Messen, sowie das Verhalten des Unternehmens während des Prozesses der Bewerbung, Einstellung, Einarbeitung und weiterer Karrierebetreuung (vgl. Sponheuer 2009: 27). Sabbatical, Trainee-Programme, Weiterbildungsangebote, Ausstattung der Einrichtung, Gehalt sind auch für Unternehmen der Sozialwirtschaft zutreffende Aspekte des EB (Ergänzung des Verf.).

[33] Mroß verweist darauf, dass sich die Unternehmenskultur in Unternehmen der Sozialwirtschaft häufig in Leitbildern niederschlägt.

[34] Unter Prägnanz versteht Mroß (2009: 186) die "Klarheit oder Eindeutigkeit mit der die Orientierungsmuster, Normen und Werte für den Einzelnen zum Ausdruck bringen, welches Verhalten erwünscht ist und welches nicht". Verbreitungsgrad bezeichnet die quantitative Größe in einem Unternehmen (Anzahl der Mitarbeiter), die die Normen und Werte der Unternehmenskultur anerkennen und teilen. Verankerungstiefe bezeichnet die qualtitative Größe (Akzeptanz der Normen und Werte) und die Selbstverständlichkeit, mit der diese im Unternehmens verwurzelt sind und gelebt werden (vgl. ebd.).

unverwechselbare und kreative Alleinstellungsmerkmale erforderlich. Das entwickelte und kommunizierte Markenversprechen muss authentisch sein. Es muss auf Grundlage der Kundenanforderungen (derzeitige, ehemalige und zukünftige Mitarbeiter) entwickelt worden sein und den tatsächlichen, im Alltag gelebten Unternehmenswerten entsprechen. D.h., es muss gelebt werden, was versprochen wird. Die für das Markenversprechen aufgebauten und kommunizierten Werte müssen realisierbar und glaubwürdig sein sowie nach innen und außen gehalten werden. Ein gebrochenes Markenversprechen wirkt wie ein negativer Multiplikator und kann der gesamten Employer Brand nachhaltig schaden. Die Marke muss durch klare, prägnante und überprüfbare Botschaften kommuniziert werden (vgl. Stotz/Wedel 2009: 30f, 36). In der Summe ergibt sich ein "komplexes und eng gekoppeltes System von Symbolen" (Stotz/Wedel 2009: 36), welches durch den Ausfall einzelner Elemente in seinem Gesamtgefüge gefährdet werden kann.

2.3.7   Funktionen der Employer Brand

Die Employer Brand hat Vertrauens-, Entlastungs-, Risikominimierungs-, Qualitätssicherungs-, Prestige-, Image- sowie Identifikationsfunktionen. Sie soll als Bild, welches der Arbeitgeber gezielt von sich kreiert, eine Abgrenzung- und Differenzierung von Wettbewerbern auf dem Arbeitsmarkt ermöglichen, dabei ist die Vermittlung attraktiver Inhalte aus Sicht der angestrebten, relevanten Zielgruppe sowie die authentische Wiedergabe des ehrlichen Angebotes des Unternehmens erforderlich. Das Gesamtziel aller Maßnahmen ist, die Arbeitgebermarke intern und extern als ein "great-place-to-work"-Image aufzubauen. Durch die Wirkung der Employer Brand nach innen lässt sie Werte und Haltungen des Unternehmens erlebbar werden und wirkt so Orientierung gebend und Identität stiftend durch einen transparenten Führungsstil, integratives Arbeitsklima und bessere interne Kommunikation. Employer Branding kann z.B. zu sinkenden Krankenständen und Fehlzeiten sowie stärkerem Zusammenhalt innerhalb der Belegschaft sowie zu einer Vertiefung der Unternehmenskultur führen, was zur Freisetzung von Koordinations-, Integrations- und Motivationseffekten führen kann. Im Rahmen des Change Management kann es sich stabilisierend und Vertrauen stiftend auswirken und die Erfolgschancen von Veränderungsprozessen erhöhen. Employer Branding soll ein positives Image generieren oder ein beschädigtes Image reaprieren (vgl. Seiser 2009: 2f; Kirchgeorg 2009: 2; Grbavac 2009: 61; Meffert 2005 in: Tomczak/Esch/Kersntock 2008: Behavioral Branding; in Grbavac 2009: 61; Pollmanns 2007: 14).

Aus Arbeitgebersicht lassen sich folgende Funktionen und Wirkungsbereiche feststellen: Die frühe und möglichst umfassende Verankerung des Unternehmens als attraktiven Arbeitgeber soll bei derzeitigen, zukünftigen und ehemaligen Mitarbeitern eine Präferenz für diese Unternehmen als attraktiven Wunscharbeitgeber (Employer of Choice) bilden und erhalten. Für mögliche Interessenten bedeutet dies, dass ihnen das Unternehmen schon lange vor der eigentlichen Entscheidung für einen Beruf oder ein Unternehmen, als attraktiver, erstrebenswerter Arbeitgeber auffallen soll, in der Hoffnung, dass sie sich im Entscheidungsfall für dieses Unternehmen entscheiden. Für aktuelle und ehemalige Mitarbeiter bedeutet dies, dass sie bei einem attraktiven

Arbeitgeber arbeiten und dem Unternehmen weiterhin vertrauensvoll gegenüberstehen und sich, auch über die Berentung hinaus, an dieses Unternehmen binden. Voraussetzung für eine Präferenzbildung ist, dass sich das Unternehmen von Mitbewerbern im Arbeitsmarkt differenziert. Stotz/Wedel nennen dies eine " Monopolstellung in den Köpfen der Zielgruppe". Die Employer Brand soll bei den Zielgruppen eine emotionale Qualität erzeugen, die jenseits rationaler Entscheidungen für das Unternehmen sprechen und es attraktiv erscheinen lassen. Bei aktuellen Mitarbeitern soll auch dies die Loyalität, Bindung und das Vertrauen zu dem Unternehmen stärken sowie die Leistungsbereitschaft und Motivation erhalten und erhöhen. Eine klare Darstellung der Employer Brand, d.h. auch der Unternehmenswerte und Erwartungen, kann zu einer klareren Ausformung von Mitarbeiterprofilen führen, anhand derer potentielle Bewerber ihren Werte-Fit überprüfen und bei mangelnder Passung von einer Bewerbung Abstand nehmen können. Als Effekt könnte dies dazu führen, dass die Zahl der unpassenden Bewerbungen sinken könnte, was die Reduzierung von Recruitingkosten sowie die Gefahr von Fehlbesetzungen und Wechselkosten[35] reduzieren könnte. Da die Personalbeschaffung und -einarbeitung ein häufig unterschätzer Kostenfaktor ist, lassen sich diese Kosten durch eine erfolgreiche und langfristige Bindung von Mitarbeitern an das Unternehmen erheblich senken. Neben den Kosten fällt damit auch weiterer Einarbeitungsaufwand weg, dessen Ressourcen in anderweitige Aufgaben und Prozesse investiert werden kann (vgl. Stotz/Wedel 2009: 30f).

Aus Arbeitnehmersicht lassen sich folgende Funktionen und Wirkungsbereiche feststellen: Mitarbeiter, aktuelle wie potentielle, suchen im Bezug auf Unternehmen Orientierung, Vertrauen und Sicherheit.
Eine starke Arbeitgebermarke, die die Unternehmensbotschaften klar kommuniziert, bietet ein hohes Maß stimmiger Informationen und Transparenz, an denen Mitarbeiter sich sowohl bei der Arbeitsplatzwahl, wie auch bei der Bindung an ein Unternehmen orientieren können. Es macht seine Unternehmensphilosphie, Kultur, Werte und Normen deutlich und bietet Regeln und Handlungssicherheit. Diese Transparenz und Orientierung schaffen für Mitarbeiter Vertrauen und Sicherheit - auch bezüglich der persönlichen Passung mit dem Unternehmen. In Folge kann es dazu führen, dass sich der Mitarbeiter in dem Unternehmen wohlfühlt, sich dem Unternehmen gegenüber loyal und leistungsbereit verhält und langfristig bindet. Nur im Fall eines Werte-Fit werden sich die Mitarbeiter im Unternehmen wohlfühlen und sich mit diesem identifizieren können. Eine starke Employer Brand wird Informationen auf diese emotionale Frage geben können und bei einer entsprechenden Passung der Zielgruppen diese, von allen Beteiligten gewünschte Identifikation und langfristige Bindung evozieren (vgl. Stotz/Wedel 2009: 33ff).

---

[35] Kosten für Mitarbeiterwerbung, -rekrutierung,- einarbeitung, -trennung sowie Kosten für erneute Stellenbesetzung

2.4 Bezug zur Praxis der Sozialwirtschaft (Theorie-Praxis-Transfers)

Wie dargestellt, existiert bisher noch kein einheitliches Konzept von Personalmanagement - Personalmarketing - Employer Branding. Dennoch soll an dieser Stelle versucht werden, erste praxistaugliche Handlungsanleitungen für Unternehmen der Sozialwirtschaft zum Einstieg in diese Thematik zu entwickeln.

2.4.1 Allgemeine Überlegungen zur Organisation

Die Organisation muss prüfen, ob ihr Managementsystem bereits so weit entwickelt ist, dass sie die komplexe, sehr differenzierte und umfassende Aufgabe der Entwicklung einer Employer Brand bewältigen kann. Dabei ist insbesondere zu festzustellen, welche Ressourcen das Unternehmen für diesen Prozess zur Verfügung stellen kann. Die Umsetzungsschritte sind dementsprechend zu planen. Die Organisation benötigt eine stabil funktionierende Aufbau- und Ablauforganisation. Die Personalführung sollte auf dem Stand aktueller Unternehmens- und Personalführungskonzepte sein.

2.4.2 Personalmanagement

Alle klassischen personalwirtschaftlichen Aufgaben[36] und Instrumente sollten bereits auf allen Unternehmensebenen kontinuierlich Anwendung finden und beherrscht werden. Für jede Funktion und Stelle der Organisation sollte, unabhängig von der Hierarchieebene, eine Stellenbeschreibung und ein Anforderungsprofil entwickelt werden. Die Qualitäten der Anforderungsprofile sollten definiert, bewertet und hierarchisiert sein; unbestimmte, auslegbare Begriffe sind zu definieren.

Personalgespräche sollten institutionalisiert und klar ausdifferenziert werden. Ablauf und Regeln sollten in Abstimmung mit der Mitarbeiterschaft und/oder der Mitarbeitervertretung entwickelt und verbindlich festgeschrieben sein, um allen an den Gesprächen beteiligten Personen Orientierung und Sicherheit zu vermitteln.

Recruitingprozesse sollten effektiv, effizient, transparent und klar strukturiert ablaufen. Eine Prozessbeschreibung, idealerweise mit Flussdiagramm, sollte vorgeben, wie und wann eine Stelle auszuschreiben ist und wie z.B. eingehende Bewerbungen beantwortet werden. Desweiteren sollte verbindlich geklärt sein, welche Funk-

---

[36] Lohnkostenmanagement wird im Bereich der Sozialwirtschaft teilweise durch Leistungsvereinbarungen mit den Leistungsträgern sowie durch Tarifverträge geregelt. Die Unternehmen können überprüfen, ob die Lohn- und Gehaltsklassen korrekt bestimmt sind. Desweiteren können sie Möglichkeiten der "kreativen Tarifgestaltung" entwickeln: Job-Ticket, dienstliche Mobiltelefone zur privaten Mitbenutztung, private Nutzung der Ferienhäuser der Einrichtung, Finanzierung von Gratifikationen durch Fundraising etc.

tionen/Mitarbeiter bei der Besetzung von Stellen zu involvieren sind und an Bewerbungsgeprächen und Auswahlprozessen beteiligt werden.

Für Einladungen zu Bewerbungsgesprächen sollte geklärt sein, mit welchen Informationen[37] Bewerber vorab versorgt werden. Bewerbungsgespräche sollten nach einem abgestimmten Verfahren stattfinden, welches den unternehmensseitig teilnehmenden Mitarbeitern, aber auch dem Bewerber, Orientierung und Sicherheit vermittelt. Die Form der Entscheidungsfindung sollte transparent und verbindlich geregelt sein. Dies betrifft insbesondere das Stimmrecht von Mitarbeitern ohne Führungsverantwortung sowie Angehörige der Personalvertretung.

Leitfäden für die Einarbeitung neuer Mitarbeiter geben sowohl den neuen Mitarbeitern Sicherheit, vertiefen gleichzeitig für die bereits vorhandenen Mitarbeiter bestimmte Unternehmensstandards und -kultur. Dies gilt auch für die Erstellung eines Unternehmenshandbuches.

2.4.3 Personalmarketing

Haltungen und Sichtweisen des Personalmarketings sollten bereits ausgebildet und internalisiert sein. Bei der Personalabteilung und den entsprechenden Führungskräften im Bereich der operativen Personalführung sollte sich ein kundenorientiertes Arbeits- und Serviceverständnis den internen und externen Kunden gegenüber sicher etabliert haben. Interne und externe Kommunikationsformen und -wege sollten bereits im Personalmarketing entwickelt sein, über die im Verlauf des Employer Branding-Prozesses alle weiteren Informationen, Prozessschritte und Zwischenberichte intern wie extern kommuniziert werden können.

2.4.4 Employer Branding

Es sollte eine klare Planung zur Weiterentwicklung des Personalmarketing/Employer Branding entwickelt sein.

Die Organisation könnte im Rahmen eines breit angelegten, mitarbeiterorientierten Leitbildprozesses unter Beteiligung der gesamten Mitarbeiterschaft Haltungen zu Vision, Mission, Leitbild, Führungsvereinbarung und ggf. zum Beschwerdemanagment entwickelt und verschriftlicht haben. Diese Gedankenwelt könnte als Grundlage für weitere Prozesse zur Entwicklung von Unternehmenskultur und -identität, Image und Leistungsversprechen gegenüber derzeitigen und zukünftigen Mitarbeitern dienen. Förderlich wäre, wenn Führungskräfte und Mitarbeiter eine Vorstellung von der derzeitigen und der angestrebten Unternehmenskultur und -

---

[37] zum Gespräch: z.B. freundlich gehaltene Einladung zum Bewerbungsgespräch mit Anfahrthinweis, Handout-Mappe für Bewerber zum Unternehmen: z.B. Leitbild, Stellenbeschreibung, Jahresbericht des Vorjahres

philosophie haben. Weiterhin anzustreben wäre die Entwicklung einer Unternehmensidentität, an der sich Mitarbeiter sowie Interessenten orientieren können und die Sicherheit und Vertrauen im Bezug auf Verhaltenskodex und Regeln im Unternehmen vermittelt.

Die Organisation sollte eine Unternehmensanalyse zu Stärken/Schwächen der Organisation, Chancen/Risiken des Marktes erstellen, die Anforderungen ihrer internen und externen Zielgruppen auf dem Arbeitsmarkt ermitteln und versuchen, den Werte-Fit weitest möglich zu optimieren.

Darüber hinaus sollte das Unternehmen aus ihrem Image eine Marke bilden, ein Bild, wie sie sich gegenüber internen und externen Kunden präsentieren möchte, welche Werte sie vertreten und welche Versprechen sie abgeben und einhalten möchte. Wesentlich dabei ist die Übereinstimmung versprochener und im Alltag gelebter Werte. Die Marke sollte eine eindeutige Identifizierbarkeit des Unternehmens als Produkt sowie eine Differenzierung zu Mitbewerbern auf dem Arbeitsmarkt ermöglichen. Bei der Verbreitung der Marke ist eine größtmögliche Präsenz auf möglichst vielen Kommunikationskanälen anzustreben.

2.4.5 Prozessunterstützung durch interne und externe Ressourcen

Analog zu der Erkenntnis, dass die Entwicklung eines tragfähigen Leitbildes einer breiten Mitarbeit und Unterstützung durch die Mitarbeiterschaft bedarf (vgl. Scheller 2010a, Scheller 2010b), ist ebenso bei der Entwicklung einer Employer Brand die Beteiligung der Mitarbeiter von eminenter Bedeutung. Den Mitarbeitern kommt in der Phase der Erhebung der Mitarbeiteranforderungen an das Unternehmen, bei einer Überprüfung von versprochenen und im Alltag gelebten Normen sowie bei der Präsentation der Arbeitgebermarke nach innen und außen eine besondere Bedeutung zu. Beim Einsatz von Mitarbeitern als Unternehmensbotschaftern wird deren Bedeutung für die Employer Brand besonders deutlich.

In der Literatur werden Prozesse von zwei und mehr Jahren beschrieben. Während der gesamten Zeit muss das Tagesgeschäft einer jeden Organisation weiterlaufen, zeitgleich muss allerdings der Organisationsentwicklungsprozess und evtl. auch ein Change-Prozess kontinuierlich betreut werden. Zur Unterstützung dieser langwierigen, sehr differenzierten und komplexen Prozesse könnte es sinnvoll sein, externe Expertise in Form einer Unternehmensberatung mit der Strukturierung, Steuerung und Auswertung dieser Prozesse zu beauftragen. Im Rahmen der Prozessplanung kann vereinbart werden, welche Teilaufgaben die Organisation selbständig übernimmt und welche durch die Beratungsfirma übernommen werden soll.

3 Schluss: Diskussion der Ergebnisse

3.1 Zusammenfassung und Diskussion der Ergebnisse

Die gezeigte Überblicksdarstellung macht deutlich, dass sich die personalwirtschaftlichen Instrumente im Laufe der Entwicklung aus sich heraus weiterentwickelt haben. Auffallend ist, dass die Entwicklungen nicht getrennt gesehen werden können von gesamtgesellschaftlichen Strömungen und einem sich allgemein verändernden Verständnis von Arbeit und dem arbeitnehmenden Mitmenschen. Neben den sich verändernden Haltungen bestand eine weitere Notwendigkeit zur Weiterentwicklung in den sich verändernden Arbeitsmarktbedingungen. Diesen musste sich die Personalwirtschaft immer wieder anpassen, um weiterhin erfolgreich zu bleiben und die sich verändernden Anforderungen zu bewältigen. Die Veränderung vom Verkäufer- zum Käufermarkt, eine sich stetig reduzierende Gesamtmenge an zur Verfügung stehenden Arbeitskräften, eine sich verändernde Haltung zur Work-Life-Balance sowie sich deutlich verändernde Anforderungen an Arbeitgeber waren treibende Kräfte, die zu dieser Entwicklung geführt haben.

Neben den originären Zielen der Personalwirtschaft, eine ausreichende Anzahl passender Mitarbeiter langfristig für das Unternehmen zu gewinnen, könnte eine sich verändernde Personalarbeit auch Ergebnisse erreicht haben, die gar nicht primär angestrebt waren. Die Entdeckung des Mitarbeiters als erfolgswirksamer Faktor und der Wunsch, diesen langfristig an das Unternehmen zu binden, hat zu einem verstärkten Engagement in der Personalentwicklung geführt. Es kann davon ausgegangen werden, dass die Erhöhung der Mitarbeiterqualifikation auch zu einer Steigerung der Leistungsfähigkeit und zu qualitativ verbesserten Arbeitsergebnissen und somit zu einem erhöhten Kundennutzen geführt haben könnte.

Es kann davon ausgegangen werden, dass die Weiterentwicklung der personalen Arbeit vom ursprünglichen Befehl zu einer mitarbeiter- und konsensorientierten Personal- und Führungsarbeit auch Auswirkungen auf die Unternehmenskultur und -philosophie gehabt hat. Diese Fragestellung ist nicht Gegenstand dieser Arbeit, soll als eine grundsätzliche Überlegung an dieser Stelle aber zumindest als Möglichkeit Erwähnung finden.

Diese Aspekte und die Überlegungen des Marketings kumulieren in der Strategie des Employer Branding als "State of the Art" der personalen Arbeit. Das diese Überlegungen primär die Sicherstellung des wirtschaftlichen Erfolges und des Überlebens eines Unternehmens zum Ziel hat, sollte nicht negativ bewertet werden.

3.2 Offene Fragen

Im Rahmen dieser Hausarbeit konnte nicht geklärt werden, ob und in welchem Umfang der demographische Wandel bereits für Unternehmen der Sozialwirtschaft, insbesondere die Kinder-, Jugend- und Familienhilfe, evident ist und ein Fach- und Führungskräftemangel besteht. Ferner ist nicht geklärt werden, ob ein eventueller Fachkräftemangel alle Felder der Sozialen Arbeit[38] und alle Regionen der Bundesrepublik Deutschland gleichermaßen betrifft. Dasselbe gilt für die Frage, ob und wie Unternehmen der Sozialwirtschaft auf diese eventuell bestehenden Mangel reagieren.

Im Bezug auf Unternehmen der Sozialwirtschaft kann nicht gesagt werden, in welchem Umfang und wie professionell gängige personalwirtschaftliche Instrumente insgesamt bereits zum Einsatz kommen. Desweiteren kann nicht gesagt werden, ob Strategien des Personalmarketings und des Employer Brandings angewendet werden. Es ist nicht erkennbar, in welchem Umfang Unternehmen der Sozialwirtschaft sich der strategischen Bedeutung eines aktiven Personalmanagements für den Unternehmenserfolg bewusst sind.

Im Hinblick auf die Sozialwirtschaft besteht noch kein Konzept dazu, in welchem Umfang die in der Privatwirtschaft verwendeten Instrumente und Strategien auf Unternehmen der Sozialwirtschaft und ihre besonderen Bedingungen übertragen werden können.

Für Absolventen aus vielen ingeneurswissenschaftlichen, betriebswirtschaftlichen und juristischen Studiengängen liegen belastbare Zahlen im Bezug auf die Anforderungen an einen employer-of-choice vor. Dies kann für Absolventen aus Studiengängen der Sozialen Arbeit[39] oder des Sozialmanagement nicht gesagt werden. Demzufolge können auch keine Aussagen zu einem Werte-Fit oder Hilfestellungen für Unternehmensleitungen von Unternehmen der Sozialwirtschaft gegeben werden.

Zur Klärung dieser Fragestellungen wären weitere Untersuchungen erforderlich.

---

[38] Allein für das Feld der Altenhilfe scheinen belastbare Zahlen vorzuliegen (vgl. http://www.aww-altenhilfe.de/aktuelles/29-06-09-drohender-fachkr%C3%A4ftemangel-in-der-altenpflege/; 15.02.2011, 18:07 Uhr). Für den Bereich der stationären Jugendhilfe im Zuständigkeitsbereich des Landschaftsverband Rheinland (LVR) liegt eine erste Studie aus dem Jahr 2009 vor, aus der hervorgeht, dass ein Fachkräftemangel festgestellt wird. Aufgrund dieser ersten Studie lässt sich aber noch kein zuverlässiges Bild erstellen. Es handelt sich eher noch um einen "gefühlten" Fachkräftemangel, der allerdings bereits zu Diskussionen zwischen dem LVR und den Jugendhilfeträgern führt (Gespräch Landschaftsverband Rheinland, Landesjugendamt, Herr Palm, 09.02.2011). Darüber hinaus liegt eine Studie des Ministeriums für Arbeit, Gesundheit und Soziales des Landes Nordrhein-Westfalen, die Landesberichterstattung Gesundheitsberufe Nordrhein-Westfalen 2010, vor. Diese befasst sich mit der Situation von Ausbildung und Beschäftigung in Nordrhein-Westfalen für den Bereich der Gesundheitsberufe. Diese befasst sich jedoch vorrangig mit anderen Arbeitsfeldern der Sozialen Arbeit, wie z.B. der Altenhilfe (vgl. MAGS NRW 2010).

[39] Bei verschiedenen Hochschulen in Nordrhein-Westfalen liegen Untersuchung zur Attraktivität von Arbeitsfeldern der Sozialen Arbeit vor. Diese sind allerdings nicht vollständig oder nicht umfassend genug. Einen systematisierten Überblick scheint es derzeit noch nicht zu geben (vgl. Prof. Dr. Deller, Katholische Fachhochschule NRW, Abt. Aachen, Mail vom 14.02.2011). Evtl. ergibt eine Anfrage bei der Geschäftsstelle des Fachbereichstages Soziale Arbeit (www.fbts.de/) weitere Informationen. Diese Anfrage ist bis zur Fertigstellung dieser Arbeit allerdings noch nicht abgeschlossen gewesen.

4 Literaturverzeichnis

Arniella, Adina (2006): Das Marketing des internen Kunden. Selektive Rekrutierungs- und Motivationsstrategien der Personalpolitik. Saarbrücken: VDM.

AWV - Arbeitsgemeinschaft für wirtschaftliche Verwaltung e.V. (Hg.) (2000): Controlling im Personalmanagement. Eschborn: AWV-Eigenverlag.

AWV - Arbeitsgemeinschaft für wirtschaftliche Verwaltung e.V. (Hg.) (2004): Integrierte Steuerung im Personalmanagement. Eschborn: AWV-Eigenverlag.

BAG LJÄ - Bundesarbeitsgemeinschaft der Landesjugendämter (Hg.): Das Fachkräftegebot des Kinder- und Jugendhilfegesetzes. Beschluss der 79. Arbeitstagung vom 08. Bis 10.11.1995 in Köln; Aktualisierung durch die 97. Arbeitstagung vom 10. Bis 12.11.2004 in Erfurt. München 02/2005.

Blaschke, Tillmann (2009): Gewinnung von Talenten für mittelständische Unternehmen. In: Backhaus, Klaus/Kirchgeorg, Manfred/Meffert, Heribert: Employer Branding - Professionelles Markenmanagement zur Profilierung am Arbeitsmarkt. Leipzig: Wissenschaftliche Gesellschaft für Marketing und Unternehmensführung e.V., S. 21-27.

Brinkmann, Volker: Markt, Staat und öffentliche Garantien. Zum Konzept der Sozialökonomie. In: Brinkmann, Volker (Hg.) (2008): Personalentwicklung und Personalmanagement in der Sozialwirtschaft. Tagungsband der 2. Norddeutschen Sozialwirtschaftsmesse. Wiesbaden: VS Research, S. 9 - 10.

Brülle, Heiner/Altschiller, Clemens (1992): Sozialmanagement - Dienstleistungsproduktion in der kommunalen Sozialverwaltung. In: Flösser, Gaby/Otto, Hans-Uwe (Hg.): Sozialmanagement oder Management des Sozialen? Bielefeld: Böllert, S. 49 - 72.

Buckesfeld, Yvonne (2010): Employer Branding. Strategie für die Steigerung der Arbeitgeberattraktivität in KMU. Hamburg: Diplomica.

Claus, Dieter/Hrymann, Helmut (1992): Personalmarketing als Grundlage der Personalbeschaffung. In: Wagner, Dieter/Zander, Ernst/Hauke, Christoph (Hg.): Handbuch der Personalleitung. Funktionen und Konzeptionen der Personalarbeit im Unternehmen. München: Beck, 539-569.

Decker, Franz (1992): Effizientes Management für soziale Institutionen. Landsberg/Lech: Verlag Moderne Industrie.

DGFP - Deutsche Gesellschaft für Personalführung (Hg.) (2008a): Personalmanagement studieren: Eckpunkte eines Bachelor-Curriculums für das Studienfach Personal - ein Diskussionsvorschlag. Praxis-Papier 9/2008. Bielefeld: Eigenverlag.

DGFP - Deutsche Gesellschaft für Personalführung (Hg.) (2008b): Web 2.0 - Chance oder Risiko für das Personalmanagement. PraxisPapier 9/2008. Bielefeld: Eigenverlag.

DGFP - Deutsche Gesellschaft für Personalführung (Hg.) (2008c): Web 2.0 im Personalmanagement. Orientierungshilfe für die Praxis. PraxisPapier 9/2008. Bielefeld: Eigenverlag.

DGFP - Deutsche Gesellschaft für Personalführung (Hg.) (2008d): Personalmanagement mit externen Partnern. Ergebnisse einer Tendenzbefragung. PraxisPapier 5/2008. Bielefeld: Eigenverlag.

DGFP - Deutsche Gesellschaft für Personalführung e.V. (Hg.) (2009a): Leitfaden für ein flexibilitätsorientiertes Personalmanagement. PraxisPapier 2/2009. Bielefeld: Eigenverlag.

DGFP - Deutsche Gesellschaft für Personalführung e.V. (Hg) (2009b): Trends im Personalmanagement. Praxis-Papier 4/2009. Bielefeld: Eigenverlag.

Fehlau, Eberhard G.: Personalauswahl. In: Maelicke, Bernd (Hg.) (2008): Lexikon der Sozialwirtschaft. Baden-Baden: Nomos, S. 756-758.

Fehlau, Eberhard G.: Personalentwicklung. In: Maelicke, Bernd (Hg.) (2008): Lexikon der Sozialwirtschaft. Baden-Baden: Nomos, S. 759-761.

Fehlau, Eberhard G.: Personalmanagement. In: Maelicke, Bernd (Hg.) (2008): Lexikon der Sozialwirtschaft. Baden-Baden: Nomos, S. 761-769.

Flüter-Hoffmann, Christiane (2009): Revolution in der Arbeitswelt. Köln: Institut der deutschen Wirtschaft.

Grbavac, Mario (2009): Employer Branding. Moderne Instrumente des Personalmarketings. o.O.: Igel.

Grobe, Eva (2009): Arbeitgeber mit Profil - Verhaltenstheoretische Erklärungsansätze der Arbeitgeberattraktivität. In: Backhaus, Klaus/Kirchgeorg, Manfred/Meffert, Heribert: Employer Branding - Professionelles Markenmanagement zur Profilierung am Arbeitsmarkt. Leipzig: Wissenschaftliche Gesellschaft für Marketing und Unternehmensführung e.V., S. 3-11.

Henke, Andreas (2009): Messung der Arbeitgeberattraktivität - Ansätze und aktuelle Ergebnisse der Employer Branding Studie 2007. In: Backhaus, Klaus/Kirchgeorg, Manfred/Meffert, Heribert: Employer Branding - Professionelles Markenmanagement zur Profilierung am Arbeitsmarkt. Leipzig: Wissenschaftliche Gesellschaft für Marketing und Unternehmensführung e.V., S. 12-20.

Hermann, Marc A./Pifko, Clarisse (2009): Personalmanagement. Theorie und zahlreiche Beispiele aus der Praxis. Zürich: Compendio Bildungsmedien.

Hermann, Marc A./Pifko, Clarisse (2009): Personalmanagement. Theorie und zahlreiche Beispiele aus der Praxis. Zürich: Compendio Bildungsmedien.

IfM - Institut für Mittelstandsforschung (Hg.) (2008): Absatz- und Personalpolitik mittelständischer Unternehmen im Zeichen des demographischen Wandels. Herausforderung und Reaktion. Bonn.

Kasper, Helmut/Mayrhofer, Wolfgang (Hg.)(2009): Personalmanagement - Führung - Organisation. Wien: Linde

Kirchgeorg, Manfred (2009): Employer Branding - Professionelles Markenmanagement zur Profilierung am Arbeitsmarkt. Einführung in die Themenstellung. In: Backhaus, Klaus/Kirchgeorg, Manfred/Meffert, Heribert: Employer Branding - Professionelles Markenmanagement zur Profilierung am Arbeitsmarkt. Leipzig: Wissenschaftliche Gesellschaft für Marketing und Unternehmensführung e.V., S. 1-2.

Koch, Carsten (2009): Employer Branding oder Bildung einer Arbeitgebermarke. Kann Employer Branding zur Sicherung des Fachkräftebedarfs eines Unternehmens beitragen? München/Ravensburg: Grin.

Krause, Jens (2010): F4.2 Personalauswahl und Entwicklung. Leuphana Universität Lüneburg, Seminarskript, 26./27.02.2010. Unveröffentlichtes Seminarskript.

Kruse, Andreas (2009): Lebenszyklusorientierung und veränderte Personalaltersstrukturen. München: Roman Herzog Institut.

Kürn, Hans-Christoph (2009): Kandidaten dort abholen, wo sie sind: Wie Web 2.0 das Recruiting und Personalmarketing verändert. In: Trost, Armin (Hg.): Employer Branding. Arbeitgeber positionieren und präsentieren. Köln: Luchterhand, S. 148-155.

Maelicke, Bernd: Personalmanagement. In: Arnold, Ulli/Maelicke, Bernd (Hg.) (2009): Lehrbuch der Sozialwirtschaft. Baden-Baden: Nomos, S. 754-768.

MAGS NRW - Ministerium für Arbeit, Gesundheit und Soziales des Landes Nordrhein-Westfalen (Hg.): Landesberichterstattung Gesundheitsberufe Nordrhein-Westfalen 2010. Düsseldorf 06/2010.

Marr, Rainer (2008): Die Professionalisierungsdebatte über das Personalmanagement - Chancen und Grenzen einer intellektuellen Auseinandersetzung. In: DGFP - Deutsche Gesellschaft für Personalführung e.V. (Hg.): Personalmanagement und verantwortliche Unternehmensführung. Festschrift für Hans Böhm. Bielefeld: Bertelsmann, S. 13 - 44.

Mayerhofer, Helene/Michelitsch-Riedl, Gabriela (2009): Personalentwicklung. In: Kasper, Helmut/Mayrhofer, Wolfgang (Hg.): Personalmanagement - Führung - Organisation. Wien: Linde, S. 405 - 462.

Mroß, Michael D. (2009): Personale Arbeit in Nonprofit Organisationen. Grundlagen - Theorie - Ökonomik. München: AVM.

Mrozek, Sara (2009): Employer Branding. München/Mering: Hampp.

Petkovic, Mladen (2007): Employer Branding. Ein markenpolitischer Ansatz zur Schaffung von Präferenzen bei der Arbeitgeberwahl. München/Mering: Hampp.

Pollmanns, Ulfried (2007): Employer Branding - Die Arbeitgebermarke aus institutionsökonomischer Perspektive. München/Ravensburg: Grin.

Schaar, Nadine (2010): Projekt K4HR - Nachhaltigkeit im Personalmanagement. Saarbrücken:Universität des Saarlandes. Lehrstuhl für Betriebswirtschaftslehre, insb. Organisation, Personal- und Informationsmanagement.

Scheller, Martin (2010a): Bedeutung der Mitarbeiterbeteiligung im Rahmen einer Leitbildentwicklung für eine Weiterentwicklung der Unternehmenskultur. Lüneburg: Leuphana Lüneburga Universität, unveröffentlichte Hausarbeit/Modul F3: Organisationsentwicklung/Strategisches Management.

Scheller, Martin (2010b): Ü3-Portfolio-Prüfung. Lüneburg: Leuphana Lüneburga Universität, unveröffentlichte Hausarbeit/Modul Ü3: Gesellschaft und Verantwortung.

Schmidt, Christian (2009): Das Dilemma der Personaler? Spannungen als Perspektive einer veränderten Unternehmensführung. München/Mering: Rainer Hampp.

Schmidt, Philipp (2009): CSR im Zeichen der Employer Brand. Einfluss und Eignung des Konzeptes der Corporate Social Responsibility für das Employer Branding in der stakeholderspezifischen Markenführung. Frankfurt am Main/Berlin u.a.: Peter Lang.

Schuhmacher, Florian/Geschwill, Roland: Employer Branding. Human Resources Management für die Unternehmensführung. Wiesbaden: Gabler.

Seiser, Elisabeth (2009): Employer Branding. Bildung einer Arbeitgebermarke - wie attraktiv sind Arbeitgeber. Saarbrücken: VDM.

Sponheuer, Birgit (2009): Instrumente zur Profilierung der Employer Brand. In: Backhaus, Klaus/Kirchgeorg, Manfred/Meffert, Heribert: Employer Branding - Professionelles Markenmanagement zur Profilierung am Arbeitsmarkt. Leipzig: Wissenschaftliche Gesellschaft für Marketing und Unternehmensführung e.V., S. 21-27.

Stettes, Oliver (2010): Effiziente Personalpolitik bei alternden Belegschaften. Köln: Institut der Deutschen Wirtschaft Medien.

Stotz, Waldemar/Wedel Anne (2009): Employer Branding. Mit Strategie zum bevorzugten Arbeitgeber. München: Oldenbourg.

Tschumi, Martin (2003): Lexikon für das Personalwesen. Rikon ZH: Praxium

Weichert, Corinna (2007): Herausforderung des demographischen Wandels an die betriebliche Personalpolitik. Warum die Beschäftigung älterer Arbeitnehmer kein Nachteil sein muss. Saarbrücken: VDM.

Wendt, Wolf Rainer (2008): Sozialwirtschaft. In: Maelicke, Bernd (Hg.): Lexikon der Sozialwirtschaft. Baden-Baden, Nomos, S. 953-956.

Wöhrle, Armin (2008): Der zweite Professionalisierungsschub durch Sozialmanagement. In: Brinkmann, Volker (Hg.): Personalentwicklung und Personalmanagement in der Sozialwirtschaft. Tagungsband der 2. Norddeutschen Sozialwirtschaftsmesse. Wiesbaden: VS Researche, S. 9 - 10.

Zölch, Martina (2009): Fit für den demografischen Wandel? - Eine Einführung. In: Zölch, Martina/Mücke, Anja/ Graf, Anita/Schilling, Axel (Hg.): Fit für den demographischen Wandel? Ergebnisse, Instrumente, Ansätze guter Praxis. Bern/Stuttgart/Wien: Haupt, S. 11 - 19.

Zugehör, Rainer (2009): Im Rampenlicht: Webvideos als Instrument der Personalrekrutierung. In: Trost, Armin (Hg.): Employer Branding. Arbeitgeber positionieren und präsentieren. Köln: Luchterhand, S. 170-178.

5 Abkürzungsverzeichnis

a.a.O.	an anderem Ort
Anm. d. Verf.	Anmerkung des Verfassers dieser Arbeit
bspl.	beispielsweise
ebd.	ebenda
et al.	et alii (lat. "und andere")
etc.	et cetera
f.	folgende
ff.	fortfolgende
FPO	For-Profit-Organisation
GF	Geschäftsführung
ggf.	gegebenenfalls
GL	Geschäftsleitung
Hg.	Herausgeber
i.d.R.	in der Regel
MA	Mitarbeiter
NPO	Non-Profit Organisationen
o.J.	ohne Jahresangabe
o.Q.	ohne Quellenangabe
OE	Organisationsentwicklung
OL	Organisationales Lernen
PWO	privatwirtschaftiche Organisationen
S.	Seite
s.	siehe
sog.	sogenannt/e/er/es
Sp.	Spalte
SWO	Sozialwirtschaftliches Unternehmen/Unternehmen der Sozialwirtschaft
u.	und
u.a.	unter anderem
u.U.	unter Umständen
usw.	uns so weiter
vgl.	vergleiche
vs.	versus
z.B.	zum Beispiel
Zit. n.	zitiert nach

Lightning Source UK Ltd.
Milton Keynes UK
UKHW011550130520
363213UK00007B/1210